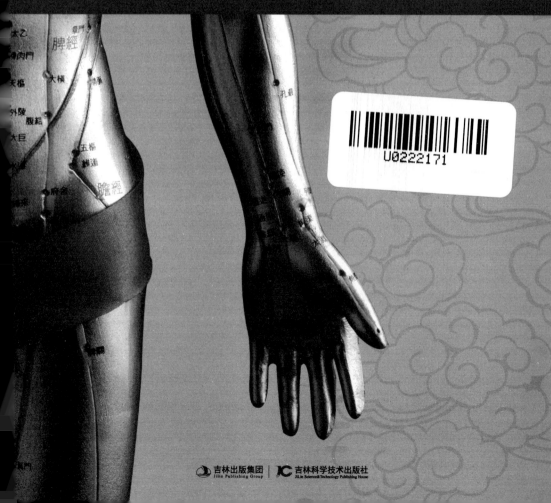

常见病
穴位自疗锦囊

山东卫视

《养生》栏目系列图书

《养生》栏目组◎编著

南京中医药大学　王启才　主讲

U0222171

吉林出版集团
Jilin Publishing Group

IC 吉林科学技术出版社
JiLin Science&Technology Publishing House

图书在版编目（CIP）数据

常见病穴位自疗锦囊/《养生》栏目组编著. 一长春：吉林科学技术出版社，2011.11
ISBN 978-7-5384-5536-6

Ⅰ.①常… Ⅱ.①养… Ⅲ.①常见病—穴位疗法
Ⅳ.①R245.9

中国版本图书馆CIP数据核字（2011）第223078号

常见病穴位自疗锦囊

ChangJianBing XueWei ZiLiao JinNang

编　著	《养生》栏目组
主 讲 人	王启才
出 版 人	张瑛琳
特约编辑	田玲艳
责任编辑	孟　波
封面设计	长春茗尊平面设计有限公司
制　版	长春茗尊平面设计有限公司
开　本	720mm×990mm　1/16
字　数	140千字
印　张	13
彩　图	0.25
印　数	1-10000册
版　次	2012年2月第1版
印　次	2022年1月第3次印刷

出　版	吉林出版集团
	吉林科学技术出版社
发　行	吉林科学技术出版社
地　址	长春市人民大街4646号
邮　编	130021
发行部电话/传真	0431-85635177　85651759　85651628
	85677817　85600611　85670016
储运部电话	0431-84612872
编辑部电话	0431-85659498
网　址	http://www.jlstp.com
印　刷	唐山才智印刷有限公司

书　号	ISBN 978-7-5384-5536-6
定　价	55.20元

编 委 会

穴位来养生，锦囊出妙计

——马有度序

早在20世纪80年代初期，王启才教授已经投身于中医药科普事业。在本人担任首届中华中医药学会科普分会主任委员期间，他就出任副秘书长，积极从事科普创作，是我国中医药科普战线的一名"老兵"了。

光阴似箭，一晃几十年过去了，我们天各一方，很少谋面。近年来，在全国一浪高过一浪的中医养生热潮中，我在重庆电视台做中医养生讲座，他在江苏卫视、山东卫视做穴位养生讲座。就这样，我们两个中医药科普的老战友又在电视媒体上欣喜重逢了。

启才教授在《穴位保健》讲座中，对博大精深的中医针灸学采用通俗易懂的语言来表达，结合所讲内容举出实例加以佐证，又用一些妙趣横生的比喻予以说明。深入浅出、通俗易懂、科学实用、简单易学，在他的讲座中都得到了充分的体现。我还注意到：他讲穴位保健，自始至终没用"腧穴"这个针灸学术语，都是用"穴位"二字来表达的。为了帮助普通老百姓取准穴位，他把日常生活中很不起眼的松紧带制作成"简易测穴尺"，让人们"一看就懂、一学就会"。

作为中医药科普战线的一名"老兵"，我衷心希望能有更多像启才教授这样的正宗中医药专家积极行动起来，走进科普队伍，从事中医药科普创作，开展中医药科普宣传，让那些"伪专家"和"假大师"没有市场，让我国中医养生事业能够沿着正确的方向健康发展。

在启才教授《常见病穴位自疗锦囊》一书即将付印之际，有感而发，以示祝贺！

全国首席中医健康科普专家

重庆市中医药学会名誉会长

重庆医科大学中医教授

马有度

2011年11月16日于重庆

两个"唯一"奖，针坛显奇才

——张怀忠序

2011年8月，中国针灸学会年会在北京召开。我在针灸学会成果展览厅的醒目位置，看到中国针灸学会临床分会秘书长、南京中医药大学王启才教授2006年被中国科协评为"全国先进科技工作者"的大幅照片，而且是全国针灸界唯一入选者。我从心里感到由衷的敬佩和高兴！更不曾想到，在此次会议期间，竟意外地见到了阔别已久的启才教授。老友重逢，分外欣喜！畅叙友情，不亦乐乎！

我与启才教授结识于1997年秋，当时我们应日中特种针法研究会邀请，在上海为日方患者诊治疾病。同时，结合临床为日方的针灸学者讲座，传授针灸临床诊治经验。记得启才教授重点介绍了常见病诊疗中的几个特殊穴位的应用及针法，他理论联系实际、深入浅出、幽默风趣的授课，深受日方学者们的欢迎和赞誉。也是通过他不同凡响的讲座和示教，我开始对他的聪颖才智有了较深的印象，钦佩之感油然而生。

我与启才教授在上海接触的那些天，谈得最多的话题，就是中医针灸学术的继承和发展创新。启才教授根据自己从医、从教几十年的感受，对当前针灸学术存在的诸多弊端都有着自己独到的见解和精辟的分析。这使我更深切地感到，他善于思考，且才思敏捷、勤奋好学，又勇于创新，堪称当今我国针灸界的后起之秀和难得的人才。我欣赏其学识，仰慕其才华，赞誉其精神，钦佩其勇气。我常常不由自主地在心里感叹："启才者，奇才也！"

多年来，启才教授除了任教于国内名牌中医药大学之外，还先后到许多国家和港台地区讲学，宣讲中医针灸医学新思维。在国内电视屏幕上，也时而可见他那通俗易懂、深入浅出的讲座节目。在其四十多年的从医、从教生涯中，他孜孜不倦、勤于笔耕，撰写并发表专业学术论文近200篇，主编和参编著作近60部，其中对促进中医、针灸学术发展参考价值较高的有《王启才新针灸学》《针灸解惑》《当代针灸医学新论》《针灸医学宝典》《启才针灸治疗心悟》《二级经络学》等，实属前无古人的创新性专著。此外，还有其他在经络、腧穴、针灸特定穴应用和针灸临床辨证论治等方面的佳作，也已被国内外同行专家们认同和赞誉。

启才教授在科普领域也颇有建树，中医药科普作品有《针推妙法》《水果疗法》《中医体表疗法》《老年人健脑益智》《延年益寿巧按摩》《针灸健身常识速览》《认识肥胖科学减肥》《图解中老年穴位保健》和《图解儿童穴位保健》《不上火的吃法》等，深受广大读者喜爱。其中，《针灸健身常识速览》2009年被中华中医药学会评为"建国六十周年优秀中医药科普图书"。

随着人们生活水平的不断提高和防病健康意识的增强，人们越来越关注和重视养生保健。伴随着人们对西药毒副作用的认识不断加深，以及药源性病症的不断增多，针灸疗法和穴位保健自然就成为非药物疗法中深受民众欢迎的首选之法。

启才教授并没有满足已取得的成就，早在二十年前就曾经担任过我国中医药学会科普分会副秘书长，2003年率先在中国针灸学会临床分会成立了全国第一个针灸科普学术委员会。先后发表中医药科普文章300余篇的他，从高校退休之后"退而不休"，根据全民对中医养生保健的需要，先后在南京华夏老年大学和金陵老年大学讲授《中医养生》课程。2010年初又分别在江苏电视台、山东卫视《养生》栏目向广大百姓传播穴位养生保健知识，在南京的很多社区和居民小区，江苏无锡、常州、靖江、淮安、连云港，还有北京、山东、湖北、浙江、陕西、黑龙江等许多地方，都留下了他为人民群众公益讲座的足迹。正是由于他的科普成就及他的奉献精神，2010年启才教授荣获全国首届中医药科普讲座"金话筒"奖——同样又是全国针灸界唯一的获奖者。两个"唯一"奖，针坛显奇才！像启才教授这样的科普老将、针坛楷模，获此殊荣，实乃当之无愧！

在北京会议上，得知启才教授在山东卫视《养生》栏目所作的"常见病症穴位保健"即将由吉林科学技术出版社正式出版，书名为《常见病穴位自疗锦囊》。他诚恳邀请我为之作序，无论从同道、朋友的个人感情，还是对中医针灸科普事业的责任，我都觉得义不容辞，故乐而为之。

辽宁省针灸学会高级顾问

丹东市针灸学会原会长

张怀忠

2011年11月16日于丹东

目 录 CONTENTS

第二十二章　穴位疗法驱走咽喉疼痛……182

第一章
正确取穴，方法是关键

穴位保健，取穴是否准确，直接影响到作用效果。为了能尽量将穴位取准，首先要学习和掌握的就是常用的定位取穴方法。

常用的定位取穴方法有以下几种。

◆ 体表标志取穴法

根据人体表面的一些自然标志来取穴。固定的标志有五官、眉毛、发际、乳头、肚脐、指（趾）甲，以及骨性标志等。如鼻旁5分取迎香，两眉头连线中点取印堂，两乳头连线中点取膻中，脐旁2寸取天枢。

需要采取某种动作姿势才会出现的活动标志有皮肤的皱折、肌肉的隆起或凹陷、肌腱的显露，以及某些关节凹陷等。如咬牙时，下颌角咬肌隆起处取颊车；弯曲肘关节，肘横纹头取曲池；上臂平举抬肩，肩峰前下凹陷中取肩髃；握拳，第5指掌关节后方纹头取后溪；弯曲膝关节取足三里、阳陵泉等等。

简便取穴法

利用简便易行的方法取穴。如两耳尖直上与头顶正中线交点取百会穴；拇指向示指并拢，虎口处肌肉隆起最高点取合谷穴；两虎口自然平直交叉，示指尖所抵达处取列缺穴；屈膝，掌心盖住膝关节髌骨，手指垂直向下（示指紧靠在小腿胫骨前嵴外缘），中指尖所达之处取足三里等等。

手指测量法

以手指的长短、宽窄为依据定穴，因为此法只限于自身使用，故又称"手指同身寸法"。也就是每个人的手指只能测量自己身上的穴位，不能用在其他人身上。如果高矮胖瘦和手指长短粗细差不多的人可以互用，否则，就得根据实际情况增加或减少。

其中，以拇指指节的宽度为1寸；示指、中指二指并拢后第2指节的宽度为1.5寸；示指上两节的长度，或拇指端到1、2掌骨指蹼连接处为2寸；示指、中指、无名指、小指并拢，以中指中节横纹为标准，其四指的宽度作为3寸（古代简称"一夫法"）。（图1-1）

这样一来，我们取穴的标准1寸、1.5寸、2寸、3寸都有了。如果哪个穴位是2.5寸，就1.5寸再加1寸；如果是4寸，我们就来个"一夫法"加1寸；如果是5寸，我们就来个"一夫法"加2寸；要是6寸呢？我们来2个"一夫法"不就可以了吗。

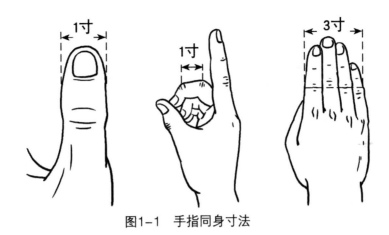

图1-1　手指同身寸法

·王教授提醒·

　　很多人（包括不少医生）习惯将示指、中指、无名指并拢的宽度视为2寸来定穴，这是一个显而易见的错误！很明显，因为四指并拢（一夫法）是3寸，如果示指、中指、无名指这三根较粗的指头并拢才2寸的话，那么，细细的一根小指头的宽度怎么可能有1寸呢？其实呢，示指、中指、无名指并拢的宽度约等于4个小指的宽度，接近2.5寸了。

骨度分寸法

　　将正常成年人身体各部位按一定的尺寸折量，规定为一定的尺寸。如头部前后发际之间为12寸，肚脐正中至胸剑结合部为8寸，小腿外膝眼至外踝尖高点为16寸。不论男女老幼、高矮胖瘦一律如此。（表1-1、图1-2）

表1-1　常用骨度分寸

部　位	起止点	折量分寸	度量法	说　明
头　部	前发际至后发际	12寸	直寸	如前后发际不明，眉心至前发际加3寸；大椎至后发际加3寸；眉心至大椎为18寸
	前额两发角之间	9寸	横寸	
	两耳后高骨（乳突）之间	9寸		
胸腹部	心口窝（胸剑联合）至脐中	8寸	直寸	前正中线旁开的胸肋部取穴骨度，一般根据肋骨计算
	脐中至耻骨联合上缘	5寸		
	两乳头连线之间	8寸	横寸	女性用锁骨中线取代
背腰部	第7颈椎（大椎）以下至尾骶骨	21寸	直寸	第3胸椎下与肩胛冈脊柱缘平齐；第7胸椎下与肩胛下角平齐；第2腰椎下与肋弓下缘或肚脐平齐；第4腰椎下与髂棘平齐
	肩胛骨内侧缘至后正中线	3寸	横寸	
上肢部	腋前纹头至肘横纹	9寸	直寸	
	肘横纹至腕横纹	12寸		
下肢部	股骨大转子至膝中	19寸	直寸	膝中的水平线，前平膝盖下缘；后平膝弯横纹；屈膝时平膝眼穴
	臀横纹至膝中	14寸		
	膝中至外踝尖	16寸	直寸	
	膝关节内下方高骨下至内踝高点	13寸		

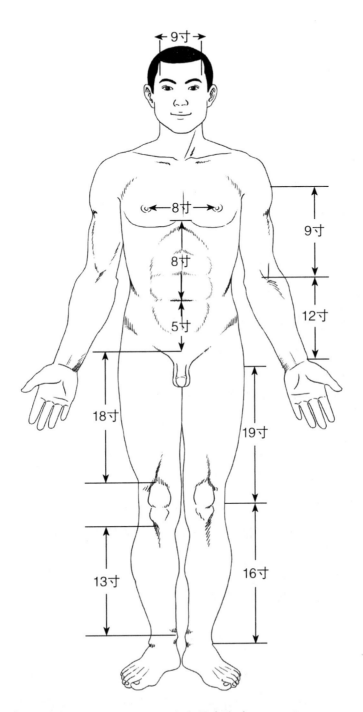

图1-2 全身骨度分寸

为了便于初学者运用骨度分寸法准确地取穴，我们不妨用一根弹性很好的、长20厘米（以上）、宽约1厘米的新松紧带，自制一个"简易测穴尺"：上面按每1厘米划1个小格，总共划20个格子就可以了（因为我们人体的骨度分寸，最长的是19寸，有20个格子足够了）。这样，就可以根据某个穴位的实际分寸，利用松紧带测穴尺可长可短的伸缩性，比较准确地测定这个穴位的具体位置。

比如治疗胸痛、胸闷、心绞痛的郄门穴在掌面腕横纹中点上5寸，而腕横纹到肘横纹是12寸，你就可以一手将松紧带上的"0"固定在掌面腕横纹中点处，另一手找到"12厘米"处，拉直，置于肘横纹处，然后找到"5厘米"所在的地方，此处就是郄门穴；同样，治疗消化系统病症及强身保健要穴足三里位于外膝眼直下3寸、距小腿胫骨前嵴外缘一中指宽，外膝眼至踝关节为16寸，你就可以一手将松紧带上的"0"固定在外膝眼正中央，另一手找到"16厘米"处，拉直，置于踝关节横纹处，然后找到"3"厘米所在的地方，再向胫骨前嵴外缘一中指宽的地方就是足三里穴；人体化痰降脂第一要穴丰隆位于足外踝高点上8寸、距小腿胫骨前嵴外缘两中指宽，外膝眼至外踝高点同样是16寸，你同样可以一手将松紧带上的"0"固定在外膝眼正中央，另一手找到"16厘米"处，拉直，置于足外踝高点处，然后找到"8厘米"所在的地方，距胫骨前嵴外缘两中指宽的地方就是丰隆穴，因为是8寸，所以也可以直接在外膝眼与足外踝连线（16寸）的中点取穴。

第二章
教您几招穴位保健手法

从家庭保健的实用性、安全性出发，普通百姓主要需学会和掌握指压、按摩、艾灸、拔罐、皮肤针叩刺、耳穴按压等简易疗法的操作技能。

指压、按摩疗法

指压、按摩疗法又称"点穴疗法"，是以手指代替针具点按穴位或压痛点，用以强身保健或治疗疾病的方法。古代的针灸书籍中，有一种"指针疗法"，就是用手指代替针来对穴位进行刺激。用手指点压、按摩刺激穴位，同用针刺疗法的疗效是差不多的，只是针刺的刺激性要更大些。

指压、按摩除了有强身保健作用之外，还可以用于中暑、休克、癔症、昏厥、小儿脑瘫、中风偏瘫、头痛、失眠、胃痛、腹痛、腹泻、遗尿、尿失禁、尿潴留、牙痛、咽喉痛、颈肩腰腿等全身大小关节疼痛等病症的治疗。

最简单、最主要的操作手法有按揉、点压、掐按、拿捏、搓擦、叩击、捶打等。这些手法对每处穴位的作用时间一般少则2~3分钟，多则5~6分钟。

（一）按揉法

可用拇指或中指指腹对准穴位，适当用力按压，同时有节律地揉动，使之产生酸、麻、胀等感觉。按揉的时间及用力轻重，视患者的体质状况和病情而定。适宜于全身各部。

（二）点压法

可用拇指或中指指端对准穴位，适当用力点压，使之产生酸、麻、胀等感觉，点压的时间及用力轻重，视患者的体质状况和病情而定。适宜于全身各部。

（三）掐按法

用拇指指甲对准穴位，用力掐按，使之产生胀、疼痛等较重的感觉。主要用于掐人中、掐鼻尖、掐耳穴、掐手足末端。掐压的时间及用力轻重，视患者的体质状况和病情而定。

（四）拿捏法

用拇指与中指、示指对捏穴位，可伴随一定的揉动或提拉，使之产生酸、麻、胀等感觉，拿捏的时间及用力轻重，视患者的体质状况和病情而定。一般情况下，用于拿项后风池穴（图2-1）、拿捏肩部、小儿捏脊、对捏穴位（如对捏内关、外关）等。

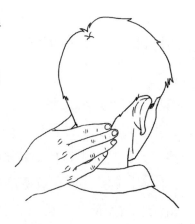

图2-1　拿风池穴

（五）搓擦法

用手掌对着某一部位或穴位来回搓揉、擦抹，使局部发热。适合于全身各部位，例如面部指抹除皱、胸部擦膻中、腹部摩腹、背腰部直擦脊椎两侧、搓脚心涌泉等等。

（六）叩击法

分单指叩击法和多指叩击法两种，单指叩击法是将一手中指自然弯曲，用指端对准穴位快速点击；多指叩击法是将一只手或双手五指自然弯曲成爪状，在穴位或一定部位上不停叩击。一般用于叩击头部，每穴每次叩击100～200次为宜。

（七）捶打法

单手或双手握拳，小指侧第5指掌关节对准穴位或一定部位适当用力捶打，使局部产生热、胀、振动等感觉。捶打的时间及用力轻重，视患者的体质状况和病情而定。主要适宜于四肢和头部。

• 王教授提醒 •

注意事项：指压、按摩对急性传染病患者无效；孕妇的腹部、腰骶部，皮肤有溃疡、疖肿，血小板减少性紫癜，以及肿瘤的局部禁用；严重心、脑、肺疾病，老年性骨质疏松需慎用；过饮、过跑或过劳，不宜马上使用。

灸 法

灸法就是用易燃的物品为原料，点燃以后，在体表的一定部位熏烤或烧灼，给人以温热性刺激，即借火力的作用强身健体、防治疾病的方法。灸法用的材料主要是中药艾叶。

为了治疗的方便，临床上常将艾叶加工成柔软的艾绒（图2-2）。而为了使用上的方便，临床上又常将艾绒做成艾条（图2-3）。

艾绒适用于直接灸与隔物灸。

艾条适用于固定灸、雀啄灸和回旋灸。

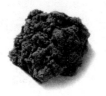

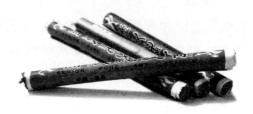

图2-2　艾绒　　　　　　　　　图2-3　艾条

灸法的作用和适应证有哪些呢？艾灸的功能作用和临床适应范围是比较广泛的，具有温经通络、行气活血、祛湿逐寒、消肿散结、回阳救逆及防病保健等作用。适宜于阳气不足的阴寒之证、慢性虚弱性疾病，以及风、寒、湿邪为患的病症。例如伤风感冒、各种关节痛、寒性哮喘、疝气，以及气血虚弱引起的眩晕、贫血、乳少、闭经、小儿消化不良；脾胃虚寒、中气下陷、肾阳不足引起的胃痛、腹痛、久泄、久痢、遗尿、功能性子宫出血、脱肛、子宫脱垂、内脏下垂、遗精、阳痿、早泄、性功能低下及寒厥脱证等。

（一）艾灸法

艾灸法常分为艾条灸、艾炷灸、艾熏灸和温灸器灸4种。

1. 艾条灸

艾条灸分固定灸、雀啄灸、回旋灸3种。

（1）固定灸：将艾条的一端点燃，对准施灸部位（距1～2厘米）进行熏烤（图2-5），使患者局部有温热感而无灼痛。一般每处施灸3～5分钟，至皮肤发红为度。

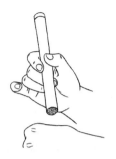

艾灸位置固定，不移动。

图2-4　固定灸

（2）雀啄灸：将点燃的艾条对准一定的部位（距离不固定），像小鸟啄食一样，一上一下地移动施灸（图2-5）。一般5分钟左右，也至皮肤发红为止。

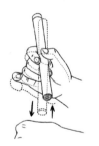

艾灸一上一下地移动，热感比其他艾条灸法强烈。

图2-5　雀啄灸

（3）旋转灸：将点燃的艾条对准一定的部位（距0.5寸左右），不停地作回旋转动施灸（图2-6）。一般5分钟左右，适合病变范围较大的部位。

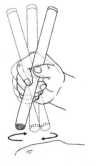

艾灸做画圈运动，施灸范围较大。

图2-6　旋转灸

· 王教授提醒 ·

　　对于儿童和昏厥、局部知觉减退的患者，家属可将示指、中指置于施灸部位两侧，这样可以通过施灸者的手指对热的感觉来测知患者局部受热程度，以便随时调节距离，掌握施灸时间，防止施灸过度引起局部烫伤。

　　还有一点，小儿一般不能准确表达刺激强度的大小，大人要帮助他们观察。在施行艾灸的过程中，有的大小朋友本来已经感觉到烤烫了，但还会咬紧牙关强忍着说"不烫"，问他为什么要这样？原来人家是要"学习解放军叔叔的坚强和勇敢精神"呢！这时候大人要将自己的示指和中指分放在被灸穴位的两旁，借以感知艾灸热力的强弱，防止烫伤幼儿皮肤。当感觉有点烫了，就可以把艾火拿开2～3秒钟，然后再继续施灸；或者改为雀啄灸，犹如小鸟啄食一样一上一下地移动施灸；也可以对准穴位旋转施灸，连续灸2～3分钟。年龄再小一点的，也可以只灸1分钟左右。

2. 艾炷灸

　　艾炷是将艾绒制成类似削好的铅笔头那样的圆锥体。艾炷的灸量单位是"壮"，即以青壮年人为标准而制定的对某病、某穴的艾灸数量，燃烧1个艾炷，即称为"1壮"。灸量的多少应因人、因病、因施灸部位不同而异，一般可灸3～5壮。（图2-7）

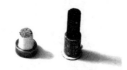

　　现在灸炷根据需要被制成各种形状，还有底部有胶的自贴式艾炷，用起来更方便。

图2-7　各种艾炷

艾炷的制法是：将艾绒放在平板上，用拇指、示指、中指这三指撮捏成圆锥形小体，要求撮捏紧实，耐燃而不易散裂。其大小须因人（年龄大小、体质强弱）、因病（病性、轻重）、因施灸部位的不同而异。小者如米粒或麦粒（谓之"麦粒灸"），中等如黄豆或梧桐子，大者如蚕豆或枣核大小。绝不是像有的"专家"在电视讲座中所说的那样是一根艾条的1/4或1/5长度，这可是一个天大的错误！再大的艾炷、再大的"壮"，也绝对不应该是一根艾条的1/4或1/5长度。那样的话，按古典医籍中一个穴一次可灸300壮、500壮，非把人烤煳、烧焦不可！这可真是"差之毫厘，谬以千里"呀！

艾炷灸分直接灸和间接灸两种。

（1）直接灸：将艾炷直接放在选定施灸部位的皮肤上点燃施灸，当燃剩1/3左右，病人开始感到热烫时，即用镊子将剩余艾绒压灭或去掉，另换艾炷再灸，至局部皮肤红晕充血为度（图2-8）。因其灸后不化脓，也不留疤痕（又称"无瘢痕灸"），故易于为病人所接受。

不要等艾炷全部燃烧完，否则会灼伤皮肤。

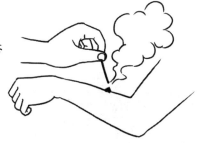

图2-8　艾炷直接灸

直接灸还有一种做法，那就是让艾炷一直燃完之后换炷再灸2～3壮。这种人为地、有意识地造成施灸局部组织烧伤的灸法力量较强，作用持久，可以治疗一些顽固性病症，为古人所常用。因灸后会起水泡、化脓（称为"灸疮"），最后还会留下疤痕（又称"瘢痕灸"），故不大为现代人所接受。万一必须用，事先也一定要征得本人的同意，并认真处理水泡（小水泡不必处理，任其自然吸收；大水泡用消毒针具或牙签刺破排水，外加干净纱布或创可贴同衣服隔离），保护灸疮（每日用淡盐水清洗疮口，直至结痂）。

（2）间接灸：又称"间隔灸"或"隔物灸"。艾炷不直接放在皮肤上，而是在艾炷与皮肤之间用其他物品隔开施灸。其名称由间隔物的不同而异，家庭保健多用"隔姜灸"。

隔姜灸如何操作呢？隔姜灸就是把一块生姜切成2～3毫米厚薄的圆形小片，用针或牙签刺穿无数小孔，置于穴上；再将艾绒捏成花生米大小的圆锥体，置于生姜片上点燃施灸（图2-9）。当患者感觉灼痛时，可用镊子将姜片夹起，离开皮肤数秒钟，然后放下继续灸。一炷燃尽，则换炷再灸，一般连续灸5～7壮，至局部皮肤潮红、湿润为止。

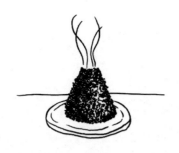

隔姜灸用于比较敏感的部位时，姜片可以厚一点；而治疗急性或疼痛性病证时，姜片可以薄一点。姜最好选用较鲜的老姜，现切现用。

图2-9　隔姜灸

3. 艾熏灸

将适量艾叶（或艾绒）放入容器内煎煮，然后盛于盆中，趁热用蒸气熏灸病痛患部；也可以将艾绒放入器皿中点燃，以艾烟熏灸。

4. 温灸器灸

温灸器的种类很多，一般都是用金属制作的圆筒灸具或木制灸盒（图2-10），底部有专门放置艾绒或艾条的钢丝网罩。使用时先把外壳的盖子打开，剪一段艾条（3厘米长左右）放在里面，点燃以后将盖子合上，即可固定在穴位上施灸或来回熨烫，用起来非常方便。它有四大优点：

（1）施灸过程中可以将艾灸器用松紧带固定在穴位上，不必用手拿着——方便、省力，还可以做自己的事情，到处走动，甚至上街乘车、购物都不受影响。

（2）燃烧的艾绒位于半密封空间——烟尘比较少，减少污染，净化环境。

（3）可以随着热度的高低进行调节，温度高了就把通风口减小一点（或把旋钮往上旋），温度低了，再把通风口打开一些（或把旋钮往下旋）——灵活随意。

（4）艾绒处于不充分燃烧的状态——节省艾条（一段1寸左右长短的艾条，直接在空气中燃烧大约是5分钟的话，而在艾灸器中可以燃烧半小时以上）。

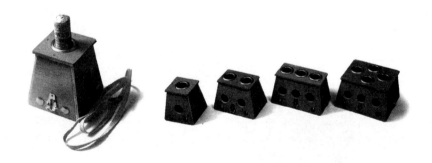

艾灸盒可以解放我们的双手，而且后背等不能施灸的部位也能自己操作了。

图2-10　艾灸盒

·王教授提醒·

上述各种灸法该如何把握操作程序呢？一般施灸次序应是先灸上部、腰背部，后灸下部、胸腹部；先灸头身，后灸四肢。如此从阳引阴，可防止气血因灸火引导上行而致的面热眩晕、目赤、咽干口燥等不良反应，而无亢盛之弊。

（二）非艾灸法

非艾灸法就是不以艾叶为原材料而用其他易燃物品为材料的施灸方法，比如棉花灸、火柴灸、香烟灸、线香灸、灯火灸、发泡灸等等。棉花灸、火柴灸、香烟灸、线香灸除了选用材料与艾灸法不同之外，其操作方法完全相同，这里就不重复说明了。只详细介绍一下灯火灸和发泡灸法。

1. 灯火灸

灯火灸又称"灯草灸"、"油捻灸"、"爆灯火"、"十三元宵火"，施灸用的材料是"纸捻"或中药"灯芯草"，是民间沿用已久的简便灸法。具体方法是：取10～17厘米长的纸捻或灯芯草1根，用麻油或其他植物油浸渍3～5厘米，点燃后（吹熄）快速点灼施灸部位的皮肤（图2-11），听到"叭"的响声，即快速移开。如无响声出现，可重复1次。

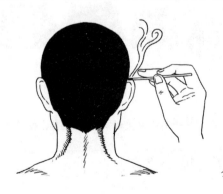

做灯火灸时应该注意安全，每个穴位一般只灸一次。

图2-11　灯火灸

2. 发泡灸

发泡灸又称为"天灸"、"自灸"、"穴位敷贴"，是将某些对皮肤具有刺激性的药物涂敷在患处或穴位上，使局部充血、潮红或起水泡，发挥治疗作用的方法。所用药物大多是单味中草药，也可以用复方。常用的有葱白、生姜、蒜泥、辣椒、胡椒、斑蝥、毛茛、小茴香、白芥子、天南星等等。鲜品直接捣烂如泥，干品则研为细末，以醋、蜂蜜或生姜汁等调成糊状，贴敷于患部或穴位上，外以油纸或纱布覆盖，并用胶布固定。（图2-12）

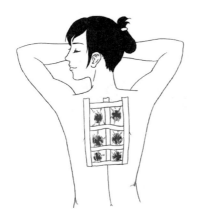

使用发泡灸的时间长短，与药物刺激性及个人皮肤敏感度有很大关系。

图2-12 发泡灸

针灸临床观察发现：先把姜汁加热约50℃，然后伴药粉，再加少许冰片（按与药物1∶30的比例）和适量凡士林，而后敷贴，可以防止发生过敏反应，以及提高疗效。

每次敷灸时间的长短，应因药、因人而异，这与刺激性药物对皮肤的刺激性和患者皮肤对药物的敏感程度有关。总体来说，应该以患者局部皮肤产生轻度灼痛、而后起水泡为宜，参考时间少则3～5小时，多则5～8小时（适合普通成年人），至皮肤潮红以至起泡为度。1岁以下婴幼儿贴半个小时左右，1岁以上儿童贴1～2小时。有些患者由于皮薄肤嫩、过于敏感、耐受性差，不到时间就起水泡、刺痛难忍，贴敷时间应适当缩减；若敷贴局部皮肤瘙痒、灼痛难忍，应及时撤除胶布及药物纱布，提前取下。如果有些皮肤粗糙、对药物不敏感的人，局部皮肤反应迟钝，时间到了还感觉不大，也可以适当延长敷贴时间至12小时，甚至更长的时间。总之，必须区别对待，灵活掌握。

穴位药物敷贴如果在三伏天实施，则称之为"伏灸"，主要用于防治伤风、感冒、寒性咳喘等。

· 王教授提醒 ·

最后还要提一下灸疗的禁忌和注意事项：灸法属于温热刺激，故高热、神昏、中暑等人不宜使用灸法；重要组织器官，如颜面五官、心脏部位、项后延髓处、表浅的血管部位、重要筋腱，以及孕妇的腹部、腰骶部，均不宜施灸。

拔罐疗法

拔罐是以各种罐状器材为工具，利用燃烧或其他途径排除罐内空气，造成负压，使罐吸附于皮肉上，产生温热或吸力刺激，并造成局部组织淤血以治疗疾病的一种方法。家庭保健有火罐和气罐两种。

罐具的种类很多，临床上常用的有竹罐、陶罐、玻璃罐、气罐数种，有些罐口较大的药瓶、罐头瓶也可作代用品（图2-13）。

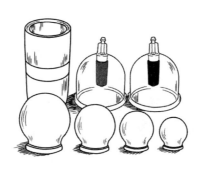

图2-13　罐具的种类

　　拔罐的作用和适应证有哪些呢？拔罐有温经通络、祛湿逐寒、行气活血、消肿止痛的作用。主要用于风湿痹证，如肩、背、腰、腿痛，面瘫，肌肤麻痹；肺部疾病，如伤风感冒、咳嗽、哮喘；胃肠疾病，如胃痛、腹痛、呕吐、泄泻等。

　　适合于家庭保健的拔罐方法主要有火罐法、气罐法。在拔罐前应先准备好各种罐具、酒精、棉球、火柴、小纸片等。有时为了增强火罐的吸附力和保护皮肤，可事先在拔罐部位或罐口涂抹少许油膏。

（一）火罐法

1. 闪火法

　　拔火罐要求火力强、动作快、部位准、吸附稳。方法是：用镊子挟住95%的酒精棉球，点燃后在火罐内壁闪一下即迅速退出，将火罐迅速罩在选定部位（图2-14）。

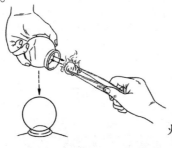

闪火的动作要迅速，这样火罐才能牢牢吸附在皮肤上。

图2-14　闪火拔罐法

2. 投火法

如果是侧面横拔，在燃烧物不会落在皮肤上的情况下，将酒精棉球点燃投入罐内，然后迅速将火罐吸拔在选定部位；万一家里没有酒精和棉球，也可以因陋就简，将擦燃的火柴杆或点燃的小纸片投入罐内，迅速将火罐吸拔在选定部位（图2-15）。

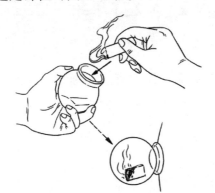

投火法使用时要注意安全，避免燃烧物烫到皮肤。

图2-15　投火拔罐法（侧拔式）

3. 坐罐法

拔罐后，留置不动者称为"坐罐"（图2-16）。一般留罐10分钟左右，痛症可适当延长，待局部皮肤充血或淤血呈紫红色时即可取罐。

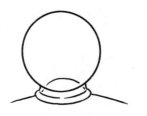

坐罐法的连续使用，尤其是背部，可以一次性坐多个罐。

图2-16　坐罐法

4. 推罐法

如果病痛的范围比较大（如腰背、大腿），而家里又只有1个罐具，则可以采用"推罐"（"走罐"）法。方法是：先在选定部位和火罐口涂一层润滑剂（如各种按摩油膏等），将罐拔住，然后手握住罐体，用力向上下或左右方向慢慢推动，至皮肤充血为止（图2-17）。

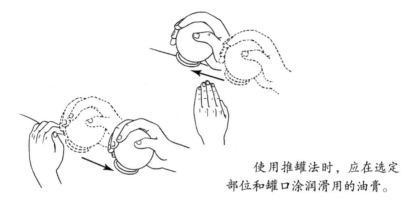

使用推罐法时，应在选定部位和罐口涂润滑用的油膏。

图2-17　推罐法

5. 取罐法

取罐时一手扶住罐身，一手手指按压罐口皮肤，使空气进入罐内，火罐即可脱落，不可强力硬拉或左右旋转（图2-18）。

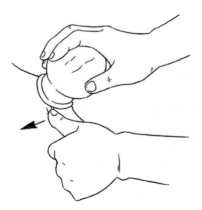

取罐不可使用蛮力，否则可能伤到皮肤。

图2-18　取罐法

取罐后局部发红或出现紫红色，属正常现象。如局部出现水泡，系火力烫伤所致，小水泡可任其自然吸收，不必处理；水泡较大或皮肤有破损时，应刺破水泡，放出液体，然后用创可贴或纱布敷盖，防止因衣服摩擦引起疼痛或导致感染。

（二）气罐法

罐具一般由有机玻璃制成，配一把抽气枪（图2-19）。此法的优点是不用火，清洁卫生，而且还更安全，对于非风寒湿邪引起的病症，而又需要拔罐者特别适宜。不足之处是缺乏火罐的温热刺激作用，对于寒性病症缺少火罐的温热治疗作用。

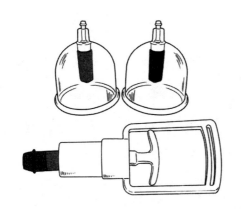

气罐缺少火罐的温热刺激，但更方便，更安全，适合非风寒湿邪病症的患者。

图2-19 气罐

使用的时候，把气罐顶端的小塞子提起来，气罐罩在病变部位或穴位上，将抽气枪插在气罐顶端，连续不断地抽气，这时患者会感觉到罐具吸拔得越来越紧。当吸力适中的时候就停止抽气，留罐10~15分钟。取罐时只需将气罐顶端的小塞子再提起来就可以了。

· 王教授提醒 ·

拔罐法有什么禁忌和注意事项呢？

首先，要根据不同部位，选择口径大小相宜的罐具。注意选择肌肉丰满、富有弹性、没有毛发、没有骨骼凸凹的部位，以防掉罐。

其次，病人要保持正确而舒适的体位，罐具拔上之后，病人就不能乱动了，以免导致拔罐部位疼痛或掉罐。

第三，罐具拔上之后，应注意防护。如果拔罐部位发紧、发热，这是正常现象；倘若过紧并有疼痛或烧灼感，应将罐具取下，检查是否有烫伤，然后重新拔。

第四，高热、抽风者不宜拔罐；常有自发性出血或损伤后出血不止的患者不宜拔罐；浅表血管所在部位，以及皮肤有过敏、溃疡、水肿时，不宜拔罐。

第五，心前区不宜拔罐；孕妇的腹部、腰骶部不宜拔罐，以免发生意外；过于瘦弱、过饥、过饱、情绪激动者和月经期妇女慎用。

皮肤针法

皮肤针法就是运用皮肤针刺激皮肤或浅表毛细血管治疗疾病的一种针法。由于针具与体表接触面大，针尖仅仅触及皮肤，又属浅刺，疼痛较轻，尤适用于妇女、儿童及年老体弱者，故又有"小儿针"之称。

（一）针具

皮肤针是一种多针浅刺的针具，其构造是一个如同莲蓬的针体上装嵌数支小针，并以小针的多少而冠以不同的名称——装5枚的称为"梅花针"，装7枚的称为"七星针"，将数支小针集束安装在一起的又称为"丛针"（图2-20）。市售的皮肤针有单头和双头两种，家庭保健宜用双头针具，小头可以用来点刺部位很小的穴位（例如眼区、耳区、鼻区和手足末端等），大头适用于背部、胸部、四肢等面积较大的部位。

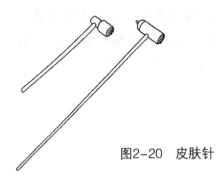

皮肤针针刺很浅，疼痛较轻，而且比较安全，适合家庭使用。

图2-20　皮肤针

（二）作用及适应证

皮肤针叩刺皮肤可以疏通体表经络之气，从而起到沟通和调节体表与脏腑组织的作用。对于一般针灸适应的疾病均可使用，尤其对于头痛、眩晕、失眠、近视、颈肩腰背痛、四肢关节痛、胸胁痛、哮喘、胃痛、痛经及部分皮肤病、皮肤瘙痒、脱发、斑秃、肌肤麻木等更为适宜。

（三）部位选择

在部位选择上，腰背部脊柱两侧的夹脊穴和旁开1.5寸的膀胱经是皮肤针疗法的常规刺激部位。大多数病症（尤其是内脏病）应首先叩刺常规部位，而后再叩刺病变部位，以及与病症密切相关的经脉和穴位，如胃痛叩刺胃脘部，哮喘叩刺前臂内侧面拇指侧肺经循行部位等。

（四）操作方法

叩刺时针具与施术部位需要消毒，拇指、示指、中指握住针柄，针头对准施术部位，利用手腕的上下活动及针的弹力垂直叩刺，使针尖接触皮肤后立即弹起。如此反复进行。勿时轻时重、时快时慢，以减少痛感。叩刺从上到下，由内向外。常规部位要纵行叩刺，局部宜做环形叩刺，腧穴则是在一个点上重复叩刺。

叩刺程度的强弱，可视病人的体质、病情及施术部位而定。凡年老体弱、妇女、儿童、慢性虚弱性疾病及头面部应慢打轻刺，使局部皮肤略有潮红或轻度充血为度。反之，对于身强力壮者、新病、急性实证及四肢、腰背部肌肉丰实之处快打重刺，使局部皮肤重度充血或有轻度出血。对于风湿疼痛、皮肤病有时还可以在叩刺血的基础上拔罐，借助罐具的吸力加强出血效果。每日或隔日1次。

 ·王教授提醒·

皮肤针叩刺有哪些注意事项？

1. 针具应经常检查，针不能太尖，要求平齐无钩，以免造成施术部位的皮肤受损。

2. 针具与施术部位要严格消毒，重叩出血后，应以消毒棉球清洁局部，防止感染。

3. 叩刺时，针面要与皮肤保持垂直，用力要求均匀（垂直叩打力要匀），勿时轻时重、时快时慢，也不能像敲扬琴那样"拖"刺，以免产生痛感。

4.患有出血性疾病（如血友病、再生障碍性贫血、血小板减少性紫癜等）及局部皮肤有溃疡或损伤如瘢痕、冻伤、烧烫伤者，不宜使用本法。

第三章
用穴位赶走头痛

> **选穴**：百会穴、风池穴、印堂穴、太阳穴。
> **自疗方法**：①百会穴：点压和按揉，每次按揉2~3分钟。②风池穴：拇指和中指对捏两侧风池穴，也可以同时叩打两侧风池穴，按揉、叩击100下左右，每日2次。或用无菌皮肤针敲打，每侧100下左右。③印堂穴：拇指或中指点压、按揉。④太阳穴：中指指腹点压、旋揉。实证头痛可用皮肤针敲打。

揭开疼痛的面纱

进入正题之前，我先给大家说说名医华佗用穴位给曹操治疗头痛的事。东汉三国时期，一代枭雄曹操经常犯头痛，往往是头痛欲裂、疼痛难忍，每次发作都得请名医华佗为他针灸治疗方能好转。因此，曹操才要华佗到他的身边作他的私人保健医生。但只因华佗生性刚烈，不愿意将自己的医术仅为曹操一个人服务，而失去为广大平民百姓治病疗疾的机会。遭到华佗的拒绝后，曹操大为恼火，因而后来华佗惨遭曹操杀害。

在古代，中医学把"疼痛"作为疾病的代名词。也就是说，当一个人身上出现了疼痛，中医就认为他是有病了——疼痛即是病（病痛、痛苦）。那么，疼痛又是怎么形成的呢？中医学用一句话来解释，那就是气血淤阻、经脉不通，"不通则痛"。中医学认为，不管是哪种疼痛，都是由于经脉不通造成的。而运用中医针灸疗法治疗时，就是要行气活血，达到"通则不痛"的目的。针灸方法治疗痛症，就是通过刺激经络和穴位，变"不通则痛"为"通则不痛"。

痛症有很多种，有体表的疼痛、内脏的疼痛，以及组织器官的疼痛。今天我们就先从"头"开始，给大家讲讲头痛可以用哪些方法来治疗。

头痛是一种很常见的病，又是一种相当复杂、不大容易治疗的疾病，所以，医生们常说"患者头痛，大夫也头痛"。但是，头痛也不是没办法治疗的，我将在这里教大家如何用自身的穴位来缓解头痛，让我们自己动手赶走头痛吧。

头痛有分类，症状各不同

头痛按疼痛的性质分类，大体可以分为虚证和实证；按疼痛的部位分类，可以分为前额疼痛、两侧疼痛、后枕部疼痛和头顶部疼痛，以及偏正头痛、全头痛。

虚证和实证如何分辨呢？虚性头痛，患者感觉头空痛，而且是以晕为主，病人一般脸色都不怎么好，血压偏低，脉搏微弱无力。这种头痛就是由于气血不足，或说贫血引起的。治疗这种头痛我们可以用手指轻轻点压、按揉穴位，或者用皮肤针轻轻地敲打头部穴位，每次敲60～80下就可以了。

实证的头痛，主要表现为头痛爆裂，满脸通红，眼睛也红，大部分情况下可以看到头部有血脉怒张，病人能够感到搏动性跳痛，脉搏洪大有力（图3-1）。穴位治疗实证头痛，应该用手指重力点压，甚至掐捏；而用皮肤针治疗，则一定要敲重一点，敲的次数多些，每次敲150～200下都可以，甚至需要敲出血来。

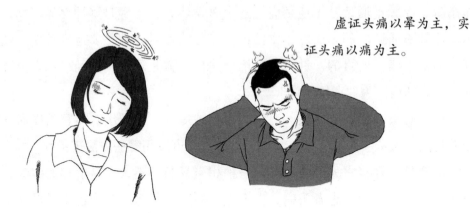

虚证头痛以晕为主，实证头痛以痛为主。

图3-1　虚证头痛与实证头痛的区别

　　按头痛的部位区分，不同方位的头痛可以由不同的疾病引起。前面的头痛可能是因为患者有五官的一些疾病，比如说青光眼、鼻窦炎、牙病等，这些都能引起前面的头痛，也就是额头这一片区域的疼痛；侧面的头痛一般是血管神经性头痛，像中耳炎等引起的头痛；后面的头痛一般常见于感冒时头痛；头顶的头痛多见于高血压病人，一般是属于肝阳上亢型头痛。肝脏有一条经脉直接通到头顶，所以肝阳上亢型的高血压病人会出现头顶疼痛，而且会伴有满脸通红，脾气急躁易怒。

治疗头痛的必选穴——百会穴

　　治疗头痛要用到哪些穴位呢？第一个常用的穴位就是我们头顶的百会穴，第二个就是后项部的风池穴，第三个穴位是大家比较熟悉的印堂穴，第四个穴位是大家更为熟悉的太阳穴。治疗头痛基本上就用这四个穴位。

　　百会穴在我们的头顶部，很多经脉都交汇于此，故名"百会"。刺激百会穴可以疏通很多条经脉，经脉一通畅，我们的头部就会"通则不痛"了。百会穴在哪里呢？它就在我们的头顶正中线上，离我们的前发际5寸的地方（图3-2）。这个5寸怎么来量呢？针灸学规定，人的前发际到后发际是12寸，我们可以先找到前后发际连线的中点，然后再向前1寸（一个拇指的宽度）就可以了。根据我的经验，取百会穴时，我们一定要把头有意识地低下来，然后取两个耳尖连线与头正中线的交点，就是百会穴了。我们可以仔细摸摸百会穴，会感觉有一个小凹陷，古书上说"可容豆"，就是说百会穴的凹陷可以放一粒小黄豆而不掉下来。

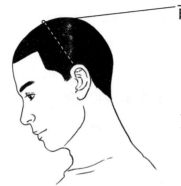

百会穴

头低下来，两个耳尖与头正中线的交点，就是百会穴的位置。

图3-2　百会穴的位置

·**王教授提醒**·

　　但是在临床上还有一些特殊的情况，例如有很多人是高额、谢顶，这样他的前发际就不好定了。这种情况古人已经为我们考虑到了：前发际没有或者不明显的人，要延长到两个眉毛中间的印堂穴，从印堂穴往上加3寸，前发际就能确定了；如果后发际不明显，就从后下方的第7颈椎下的大椎穴往上3寸，就是后发际了。有人也许会问"要是这个人前发际、后发际都没有那该怎么办呢？"不用着急，我们还有一种方法，你就把两个眉毛之间的印堂穴到第7颈椎下的大椎穴之间看成18寸，这样也就能找到前发际上5寸那个部位了。

我们要怎样刺激百会穴才能起到治疗作用呢？刺激的方法很多，最简单的方法，就是用我们的手指来点压和按揉。我的经验是用拇指和中指点按比较便利，效果也好。按揉时手指一定要有个下压力，就感觉全身的力度都集中到了拇指或中指上，这样按的时候百会穴就会有酸痛的感觉，每次按揉2～3分钟。

百会穴除了可以用手指点压、按揉来刺激以外，还可以用皮肤针来敲打。什么叫"皮肤针"呢？皮肤针是一种用多支短针组成的一种多针浅刺的专门针具，根据针数的不同，又有"梅花针（5枚）"、"七星针（7枚）"和"丛针（针数不限）"之分，用来叩刺人体一定部位或穴位。因其刺激轻微，仅及皮肤，又名"小儿针"。市售的皮肤针有小锤式皮肤针，使用时用手持皮肤针细柄，以腕力弹叩刺激穴位。可根据头痛的轻重把握敲打的力度，对头痛有很好的治疗效果。通过叩刺人体一定部位或穴位，疏通人体经络，调整脏腑气血，以达到防治疾病目的的治疗方法，叫皮肤针法。用皮肤针敲打百会穴，对头痛有很好的治疗效果。

·王教授提醒·

皮肤针刺激法很安全，有很好的治疗效果，又没有任何危险性。但是在使用皮肤针时有几点还是要注意：首先，使用皮肤针之前一定要消毒，以免感染。其次，在操作时针头同刺激部位一定要平行，就是要垂直叩打皮肤表面，不能倾斜，也不要敲完以后在皮肤上拉或拖，否则针尖容易划破头皮，引起出血。第三，敲打的力度要均匀，不能忽快忽慢、忽轻忽重。我把皮肤针操作的要领总结成了一句话，叫做"垂直叩打力要匀"，希望大家能掌握。

唐高宗的头痛

　　下面让我们看看百会穴治疗头痛的神奇效果吧。据《旧唐书·高宗纪下第五》唐代文人胡子温写的《谭宾录》中记载：有一天，唐高宗李治头痛非常厉害，痛得眼睛也睁不开。御医们都没有办法，皇上就派人去找针灸大夫秦鸣鹤。秦鸣鹤经过诊察，认为皇上的头痛是由于过于操劳国事，心烦意乱，火热之毒上炎引起的头痛。只要用针在皇上头顶的百会穴放点血，头痛就会好了。没想到皇后武则天听了这些话非常生气，于是怒气冲冲地说："大胆奴才！你竟敢在皇上的头上放血！你一定是心怀叵测，罪当问斩！"把秦鸣鹤吓得连忙跪地求饶。幸好高宗开明，就怒斥则天皇后说："妇人之见，快快退下！现在我是病人，就应该听大夫的。"秦鸣鹤这才战战兢兢地用针在皇上的百会穴放了些血，高宗就马上感觉头脑非常清醒，眼睛也睁开了。皇上自言自语地说："这可真是上天的恩典啦！"后来则天皇后向太医赔礼道歉，并且重赏了秦鸣鹤。从这个史料的记载，我们就能感受到针灸百会穴对于治疗头痛、头晕是非常好的一个穴位，而且有立竿见影的效果。

治疗头痛的常用穴——风池穴

　　治疗头痛常用的第二个穴位是风池穴。风，指风邪。池，本意为蓄水之处，此处喻为风邪聚集之处，风寒或风热之邪容易从此处侵犯人体，刺激本穴也可以由此将风寒或风热之邪驱除体外。

　　风池穴在后枕部两侧下方入后发际1寸的凹陷中，有一个简单的取穴方法：将一只手的拇指和中指分别放在后枕部的两侧，然后将手轻轻地往下滑动，滑到后发际上1寸处时你会感觉到手下两边分别有一个凹陷，同时感觉拇指和中指被堵住，滑不下去了，这个地方就是风池穴（图3-3）。

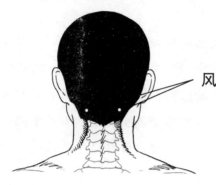

风池穴

风池穴在后枕部两
侧下方，入后发际1寸的
凹陷之中。

图3-3　风池穴的位置

风池穴如何操作呢？最好是用拇指和中指对捏两侧的风池穴，然后用拿、揉和捏的方法来刺激风池穴；或者将双手交叉放在头顶偏后枕部，两手拇指分别按揉同侧风池穴；也可以用手指端敲打风池穴，将拇指外的四个手指头并拢、弯曲成爪形，然后四指同时叩打风池穴，一般每次按揉、叩击100下左右，每日2次；或者用无菌皮肤针对着风池穴敲打，每侧100下左右。对头部五官都有很好的镇痛、醒脑、清利五官的作用。

治疗头痛的辅助穴

治疗头痛，除了上面说的两个主要穴位，还可以用印堂和太阳这两个穴位作为辅助治疗。

印堂穴在两眉头连线的中点，电影里常看到印度的妇女在额头上点的红色吉祥痣，就是在印堂这个地方（图3-4）。旧时相面的人称额部两眉之间为"印堂"，根据印堂的气色判断人的富贵祸福。

印堂不但可以治疗头痛，而且按捏印堂对我们的眼睛、鼻子的保健也有好处。按揉印堂后，我们都会感到头目清利、鼻子通畅。自己操作可以用拇指或中指点压、按揉印堂穴。

太阳穴是大家都比较熟悉的，在我们的眉梢和外眼角连线中点向后约1寸左右的凹陷中，顺着眉梢往外下方摸，会感觉到一个窝，就是太阳穴（图3-5）。

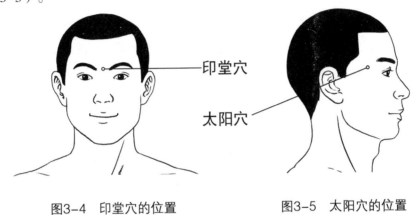

印堂穴

太阳穴

图3-4　印堂穴的位置　　　　图3-5　太阳穴的位置

太阳穴最适合用来治疗血管神经性头痛，也就是偏头痛。此外，对我们的眼睛有很好的保健效果，是消除眼睛疲劳、防治近视和其他多种眼病的要穴。

刺激太阳穴，最好用中指指腹点压、旋揉，可以不分方向旋揉，会有一种酸胀的感觉。对于侧头部跳痛、满脸通红、眼睛发红的头痛患者，我们还可以用消毒过的皮肤针敲打太阳穴，头痛轻的时候敲得皮肤发红即可，重的患者可以敲出血来。有些人担心把皮肤敲出血来，皮肤上以后是不是会留下色素沉着或者斑痕。这点大家可以尽管放心，用皮肤针将皮肤敲出血对人的皮肤不会有任何不良损害，很快就会好的。

· 王教授提醒 ·

对于在头部有明显压痛点的头痛，我们还应该把压痛点作为最好的治疗部位。压痛点在针灸学中又称为"阿是穴"、"天应穴"、"不定穴"、"反应点"，按揉阿是压痛点，是古代医生"以痛治痛"的经验之谈，能疏通局部经络气血、化淤止痛。那为什么压痛点又称为"阿是穴"呢？说起来这还同南京的方言有一定的关系。"阿是穴"的提法首先见于唐代医书《千金方》，说"阿是"系"吴语方言"，即江苏地方话"是"的意思。医生在为病人查找疼痛部位时，常常会问："是不是（这里痛）呀？"如果按压对了，病人就会回答："阿是"（江浙一带的人讲话，往往习惯在句首加一个"阿"字，如阿爸、阿妈、阿婆、阿哥、阿姐……就像上海人说"我"为"阿拉"一样）。所以，南京至今还一直流行着"啊是的呀"这个方言。

意想不到的生发效果

我曾经有个病人，是个大学的党委书记。他发生车祸后，出现了严重的脑震荡后遗症，总是头痛、头晕，而且记忆力严重下降，甚至连发生车祸一刹那的过程都不记得了。

他在我们医院的针灸科住院的时候，不愿意扎针，我就用皮肤针给他叩刺。我以百会穴为主，并且向百会穴前后左右各1寸的四神聪穴扩散进行敲打（他是谢顶，取穴没有障碍，比较方便），敲打了2个月以后，他的头痛、头晕明显减轻、好转。3个月后头痛、头晕痊愈了。老书记出院的时候，头顶被皮肤针敲打的地方意外地出现了许多细细的绒毛，就是新长出的头发。这让老书记和他的老伴都非常惊喜。他老伴就问我在哪里能买到皮肤针，我告诉他们说在医药商店就能买到，自己在家里也可以用。

我之所以给大家讲这个例子，就是想告诉大家，如果您也有脱发的症状，不妨在脱发的部位用皮肤针坚持敲打。当然要先消毒再敲打，并注意力度和正确的操作方法。

治疗头痛的注意事项

有的头痛也可以用艾灸来治疗，但是并不是所有人都适合用艾灸来治疗的，比如肝阳上亢型高血压患者的头顶痛，就不适合用艾灸的方法来治疗。因为人体本身的火热之邪已经很旺了，如果再用艾灸来治疗，无异于"火上浇油"。所以我们一定要注意，实热证就不要用艾条来灸了，比如头痛爆裂、声高气粗、满脸通红、眼睛也红、脉搏洪大而数的人就不适合用艾灸治疗。

我们要注意的第二点是使用皮肤针之前一定要先消毒，以免出现皮肤感染。而且在用皮肤针敲打穴位时，千万不能斜着敲，也不要在皮肤表面来回拉或者拖，最好是对皮肤进行垂直敲打。

第四章
善于利用自身的"感冒药"

选穴：大椎穴、风池穴、风门穴、肺俞穴、足三里穴。

自疗方法：①大椎穴：风寒感冒每次艾灸3～5分钟、拔罐10分钟，感冒流行期每天2次；风热或暑湿感冒用无菌皮肤针重力敲打，使之出血，可拔气罐来加强效果。②风池穴：用拇指和中指捏揉，每次按揉3～5分钟。风热感冒可加大力度敲打3～5分钟。③风门穴：风寒感冒可艾灸3～5分钟、拔罐10分钟；风热或暑湿感冒用无菌皮肤针大头敲打，每日2次。④肺俞穴：风寒感冒可艾灸3～5分钟、拔罐10分钟；风热或暑湿感冒用无菌皮肤针大头敲打，每日2次。⑤足三里穴：风寒感冒可艾灸3～5分钟；风热感冒时用无菌皮肤针敲打足三里，力度可稍大；暑湿感冒时，艾灸与皮肤针敲打。还可按揉或捶打2～3分钟，每日2次。

您是属于哪种感冒

感冒可以说是百病之首、万病之源，可见它的危害是非常大的。感冒大体分为三种类型，风寒感冒、风热感冒和暑湿感冒。一般而言，秋冬多风寒，春夏多风热，长夏（梅雨季节）多暑湿。

得了风寒感冒的人，一般表现为头痛、流清鼻涕、咳嗽、吐清稀的白色痰、口不干渴或虽然口渴但却喜欢喝热水、怕冷、小便清长。而得了风热感冒的人，症状与风寒感冒正好相反，发烧、怕热、鼻流浓涕、咳黄痰、口干渴、喜喝冷水、小便黄。

暑湿感冒又称为"胃肠型感冒"，只发生在夏季，尤其是黄梅天里。夏季天热，人们喜欢喝冷水、吃冷饮、吹电扇、开空调，肚子非常容易受凉而引发暑湿感冒。表现为高烧、肢体困倦沉重、恶心呕吐、脘腹胀闷而痛、肠鸣音亢进、腹泻、舌苔白腻或黄腻、尿短少色黄。

感冒是一种有自愈倾向的疾病，一般情况下，即使不经过任何治疗，也可以在一周左右不治而愈。但是由于发热、头痛、咳嗽会给患者增加一些痛苦，还是需要采取一些相应的治疗措施，既能缓解和减轻病人的痛苦，也能促使感冒早一点好转和痊愈。很多人患了感冒，都不愿意过多吃西药、打针或输液，担心产生不良反应和依赖性，这种认识是正确的。从小感冒就依赖吃药、打针，长大以后身体的免疫力肯定不强。所以，治疗感冒应本着"能食勿药、能中勿西"的原则，尽量不要轻易使用抗生素药物。但是用穴位保健就不用担心了，它既操作简单，又安全有效，应该成为防治感冒的最佳选择和首选之法。平时大家就可以做做穴位保健，既可以起到辅助治疗作用，又能加强自身的免疫力，起到预防感冒的作用。

治疗感冒的"常胜将军"——大椎穴

大椎穴可以说是治疗感冒的第一要穴，为什么呢？因为大椎穴是个阳气汇聚的穴位。就是说，我们人身上所有阳经都在这个大椎穴汇聚，大肠经、小肠经和三焦经这三条阳经都是从手走到头部的经脉，三者都从大椎穴经过；胃经、胆经和膀胱经三条是从头走到脚的阳经，这三者也要交汇于大椎穴。所以说大椎穴是"诸阳之汇"，是个阳气很旺的穴位。

大椎穴在我们的肩背正中第7颈椎下面的凹陷处（图4-1）。

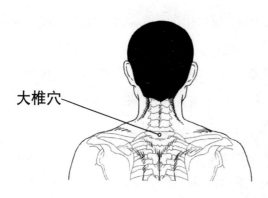

大椎穴

大椎穴在第7颈椎
下面的凹陷处，大约与
肩相平。

图4-1　大椎穴的位置

第7颈椎怎么找呢？我们低头的时候，后项部和肩背部连接的地方会有一个突起的高骨，这就是第7颈椎，它的正下方就是大椎穴。万一第7颈椎不明显，或者有好几个都显得比较高的椎骨，我们应该怎么来找呢？我在这里告诉大家两个要点：第一，第7颈椎下大约是与肩相平齐的；第二，凭对颈椎的触摸手感来判断，将示指、中指或无名指指端分别放在几个（较高）椎体的上面，让病人向前后左右几个方位慢慢活动颈部，细心体会手下的感觉，能活动的是颈椎，不能活动的则是胸椎。相信掌握这两个要点大家就可以准确找到第7颈椎下的大椎穴了。

风寒感冒既然是寒凉之邪侵入人体，致使体内阴寒过盛而引起的，那么，我们为什么就不能利用这个阳气很旺的穴位来鼓舞自身的阳气，从而把风寒赶走呢？当然是可以的。所以治疗风寒感冒时，我们可以用艾条点燃后在大椎穴上施灸，也可以加拔火罐，能起到助阳驱寒的作用。一般每次灸3～5分钟、拔罐10分钟左右就可以了。如果是感冒流行期的话，每天最好能艾灸、拔罐2次，能起到很好的预防和治疗作用。

风热感冒和暑湿感冒是因为体内热邪和暑湿太过，我们也可以用无菌皮肤针重力敲打大椎穴，使之出血；或者干脆就用消毒后的三棱针、粗缝衣针直接点刺出血，把体内多余的火热之邪散发出来。体内的热散发出去了，身体的温度自然就恢复正常了，其他症状也会减轻、好转。如果觉得出血量少了，退热效果还不那么明显，还可以在点刺出血的基础上再加拔气罐。为什么拔气罐不拔火罐？因为风热感冒和暑湿感冒本身就是体内阳热之邪过盛，无需再给予温热相助，否则就是"火上浇油"了，只需要借助气罐的负压力增加出血量而已。

让风邪落荒而逃的风池穴

风池穴也是治疗感冒的主力军之一，不管是风寒感冒，还是风热感冒，都是因为受了风邪侵袭。而顾名思义，"风池"是与"风"有关的穴位，我们就可以利用风池这个穴位把风邪赶出来。

风池穴在哪里，我们又该如何找风池穴呢？风池在我们的后脑勺两侧下方入发际1寸的凹陷中（图4-2）。这里我再教给大家一个风池穴的简便取穴法，将一只手的拇指和中指分别放在后颈部（项部）两边，然后将手沿后项部的两侧轻轻往上推动，当后枕部骨头抵住手指不能继续上移了，这个地方就是风池穴（可以与上节《头痛》中风池穴的简易取穴法互相参考使用）。

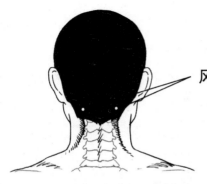

风池穴

风池穴在后枕部两侧下方，入后发际1寸的凹陷之中。

图4-2 风池穴的位置

风池穴如何操作呢？一般我们用"拿"风池的方法，先用一只手按在患者的头顶上（或者控制住前额），以免操作时患者的头晃动，然后将另一只手的拇指和中指分别放在两边的风池穴上，力度适中地捏揉风池穴，一般每次按揉3~5分钟。

如果是风热感冒的话，比如患者发烧、头痛、嗓子痛、口干渴、喜冷饮等，我们就可以把梅花针消毒以后，在两边的风池穴上各敲打3~5分钟。也可以用手指端敲打风池穴，叩打要有力度，这样可以有效地祛除风寒和风热，而且对头部五官有很好的清窍醒脑的作用。

因为风池穴所在的地方有头发，所以我们一般不要用艾条来灸风池，以免烧着头发。

战胜外感的"把门神"——风门穴

风门穴治疗感冒的原理和风池穴是相似的。"风门者，风邪出入之门户也"，所以我们也可以通过风门这个穴位把体内的风邪赶出去。风门是足太阳膀胱经的穴位，并且与督脉交会，是临床治疗外感疾病最常用的穴位之一。

风门穴位于背部第2胸椎下旁开1.5寸的位置（图4-3），左右各一。找此穴时，我们可以先让患者低下头，找到颈部的最高骨——第7颈椎，然后往下推两个胸椎，从第2胸椎下的凹陷处再往两旁1.5寸的地方。那么，旁开1.5寸怎么找呢？针灸学规定：肩胛骨的内缘到脊柱（也就是人体后正中线）的距离是3寸，我们可以取3寸的中点就是1.5寸了。

一般来说，风门穴可以用拇指按压法和大小鱼际摩擦滚揉法。背部宽大平坦，还最适合施行艾灸盒灸和拔火罐。如果是风热感冒、暑湿感冒的话，我们可以改用皮肤针叩刺法或刺血加拔气罐法。

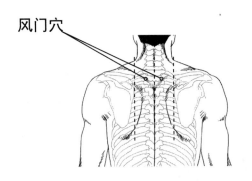

风门穴

风门穴位于第2胸椎下旁，在肩胛骨内缘与人体后正中线的正中间。

图4-3　风门穴的位置

治疗感冒的背俞穴——肺俞穴

风门穴的下面有一对穴位叫"肺俞"，也是治疗感冒的常用穴位。因为这个穴位正好和我们的肺脏相对应，而肺是主呼吸的，所以不管是风寒，还是风热，都是首先伤肺的。我们要想宣通肺气、治疗感冒，就得用肺俞，有疏风解表、温寒或清热、止咳平喘的功效。

肺俞穴在第3胸椎下旁开1.5寸的位置（图4-4），取穴时，患者一般采用正坐或俯卧，从第7颈椎下的大椎穴往下推，推到第3个突起就是第3胸椎了，再往旁边1.5寸就是肺俞穴了。

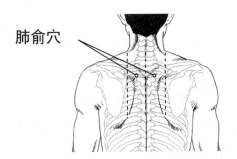

肺俞穴

肺俞穴位于第3胸椎下旁，在肩胛骨内缘与人体后正中线的正中间。

图4-4　肺俞穴的位置

肺俞穴和风门穴都在上背部，是左右对称分布的双穴。风寒感冒可以用艾条灸、艾灸盒灸和拔火罐。通过艾灸和拔罐，不但可以帮助人体祛风，同时也可以起到温补肺气的作用。肺的功能好了，就可以减少呼吸道疾病的发生。

如果是风热感冒和暑湿感冒，可以用消毒后的皮肤针敲打肺俞穴。用皮肤针的大头敲打，并且做到"垂直叩打力要匀"。可以先敲一侧，再敲另一侧；也可以左右来回反复叩刺。如果是为了保健，刺激的力度可以小一些，每日或隔日1次；如果是治病或者感冒比较重，那就每天2次；感冒流行期间，为了增强身体的抵抗力，一天做2次比较好。

不管是风寒感冒，还是风热、暑湿感冒，都可以配合使用指压、按摩法。

强身健体的必用穴——足三里穴

足三里是胃经的一个主穴，也是人体的一个强壮要穴，它有调理脾胃、补中益气、扶正祛邪、提高免疫的功能作用。经常感冒的人，不管是大人，还是孩子，中医学认为都是肺气不足、它所管辖的皮肤卫外功能低下、无力抗御外邪造成的。这种人一定要常刺激足三里，以此来增强自身体质，提高自身的免疫力。自身体质增强了，再有风寒或风热等热邪侵袭人体，就不太容易伤害到我们了。

足三里具体在什么地方呢？足三里在外膝眼正中直下3寸、胫骨前嵴外侧旁开1中指宽的位置（图4-5）。外膝眼在哪里呢？我们摸一下自己的膝盖骨，医学上把膝盖骨称为"髌骨"，髌骨的下面是髌韧带，此韧带的两边正好有两个很明显的凹陷，内侧的凹陷叫"内膝眼"，外侧的凹陷就是"外膝眼"。在外膝眼的正中用自己的四个手指往下量，然后摸到小腿胫骨最高的胫骨前嵴，往外侧量出一横指的距离，就是足三里了。注意：取足三里时，腿一定要弯曲，不能伸直取穴，否则会影响其准确性。取好穴位之后，可以用指甲轻轻掐一个指印，再伸直小腿施治。

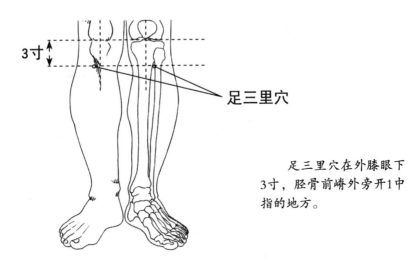

足三里穴在外膝眼下
3寸，胫骨前嵴外旁开1中
指的地方。

图4-5　足三里穴的位置

　　风寒型感冒用艾灸的方法刺激足三里；风热型的感冒我们就用无菌皮肤针敲打足三里，力度可稍大些，甚至于出少量的血。当然，风寒型的感冒也可以用皮肤针敲打，只是用力宜轻，敲到皮肤发红就可以了，不要敲出血来。暑湿型感冒艾灸、皮肤针叩刺均可。

　　除了可以用艾灸和皮肤针的方法刺激外，还可以用拇指或中指按揉足三里；也可以用拳头的小指一侧快速地捶打足三里2～3分钟，以感觉到局部发热为度。

 ·王教授提醒·

　　足三里不光是个能够治病的穴，还是一个提高免疫、预防疾病的大穴。20世纪50年代新中国建国初期，全国的许多地方开展过以刺灸足三里预防流行性感冒的工作。例如陕西省延安县医院曾在感冒流行区域为818名未病者针刺足三里1次（用补法），2个月内，被针刺者无一人发病；而对已病者刺灸足三里、大椎等穴，其治疗效果超过口服APC（复方阿司匹林）。

缓解感冒症状有妙招

感冒会出现鼻塞、头痛、咽喉疼痛等症状，这会让感冒的人很痛苦。那么，我就来告诉大家一些实用的可以缓解感冒症状的方法吧。

鼻塞不通气、流鼻涕、鼻腔发痒、嗅觉下降，这是伤风感冒的主要伴发症状。虽然不重，却也很让人难受，有时还会令人狼狈不堪。遇到这种情况，我们可以加鼻旁的迎香穴（鼻翼外侧中点旁开5分左右的鼻唇沟中）。

迎香穴有很好的宣肺通窍作用，可以先用拇指或中指端点压、按揉迎香穴半分钟左右，再用中指从迎香顺着鼻梁两边摩擦到鼻根部，再从鼻根部向下摩擦到迎香穴，如此反复搓擦100次左右。

如何缓解头痛呢？我们可以指压或按摩两眉间的印堂和眼角外的太阳穴，以达到祛风止痛的作用。如果还有咽喉肿痛的症状呢，我们要加上少商穴（拇指内侧端指甲角旁开1分许），指掐或用无菌采血针、皮肤针、缝衣针点刺出血都可以，这个穴有很好的清热、利咽、止痛作用。

另外，对于小儿感冒，推拿的特色手法在防治中也可以起着十分重要的作用。常用的有开天门和推坎宫。

有些家长可能会问，"自己的孩子特别容易感冒，只要气候一变化，稍微受一点寒，就开始咳嗽、流鼻涕，弄不好还会发烧。这究竟是怎么回事？家长应该如何应对？"

中医学认为，这种动不动就容易感冒或者反复感冒者，是因为身体虚弱，特别是肺的功能低下造成的。感冒是一种呼吸道疾病，肺开窍于鼻、系于咽喉、外合皮毛，鼻、咽喉、皮毛正是接受和传播感冒病毒的两种途径。如果孩子的体质不虚（即"正气足"），是不容易受到病邪侵犯的。所以，中医才说："正气存内，邪不可干"、"邪之所凑，其气必虚"。

也就是说，风寒或者风热是外因，体质虚弱是内因，外因是通过内因起作用的。对于体虚的孩子，就要从补益正气、增强免疫、提高抗病能力入手。

我们的家长平时可以多给孩子做做穴位保健，经常在孩子身上的大椎、身柱、风门、肺俞、足三里等穴上进行指压、按摩、捏揉、捶打等按摩手法，也可以使用艾灸、拔罐等方法。

 ·王教授提醒·

> 另外，感冒以后，我们还可以配合口服一种名为"玉屏风散"或"玉屏风口服液"的中成药。顾名思义，这种药就像屋里面的屏风一样是用来护人体正气、防风邪入侵的。一年四季坚持用冷水给孩子洗脸，专门用冷水浇鼻部，也能有效预防感冒。

治疗感冒的注意事项

治疗感冒时，要根据不同的分型采取不同的治疗方法。如果患者是风热感冒的话，我们就不能用艾灸的治疗方法了，因为如果用艾灸法治疗风热感冒就好像是火上浇油了，感冒会变得更严重。一般用皮肤针敲打穴位来治疗风热感冒。风寒感冒一般用艾灸法治疗，但也可以用皮肤针法，只是要注意不要把皮肤敲打出血，力度也要相对轻些。

第二点要注意的是，体质虚弱的人在用皮肤针敲打穴位时，只能轻轻地敲打，力度一定要小，不能把皮肤敲打出血；敲打的时间也要相对短些，每个穴位敲打3分钟左右即可。

穴位保健防治感冒效果较为明显，但对于少数病情较重、效果不显的患儿，应及时送往医院采取综合治疗措施。

感冒流行期间，应保持居室内空气流通，少去公共场所。假如班上有小朋友患了流行性感冒，其他小朋友可以每日灸大椎、足三里1～2次来预防感冒的发生。

以上几种穴位保健防护措施及生活起居小常识，只要能持之以恒，坚持一段时间，定能练就一身正气，拒风邪于千里之外。最后，希望大家都能健健康康，将疾病拒之门外。

第五章
巧用穴位治咳嗽

选穴：身柱穴、肺俞穴、丰隆穴。

自疗方法：①身柱穴：风寒咳嗽时，艾灸3分钟左右，用无菌皮肤针敲打至皮肤发红，需2～3分钟；风热咳嗽时，用无菌皮肤针敲打，可至出微量血，需2～3分钟。②肺俞穴：同身柱穴，且应先治疗身柱穴，再分别治疗左右肺俞穴。③丰隆穴：用拇指或中指按在该穴上，然后进行点压或旋揉，每次按揉100～200下。风寒咳嗽时，艾灸5分钟；风热咳嗽时，用无菌皮肤针敲打，可至出微量血。

咳嗽事关肺与脾

咳嗽是呼吸系统疾患中最常见的症状之一，那么，临床中常见的引起咳嗽的病因有哪些呢？一般来说，咳嗽常见的病因可以分为外感和内伤两大类。

外感引起的咳嗽，咳嗽是伴随着感冒出现的，是人体感受了自然界的风寒、风热之邪引起了咳嗽。内伤咳嗽，是因为人体脏腑的功能受到了损伤，比如肺脏和脾脏的功能失常、痰湿过盛、刺激呼吸道引起的咳嗽。

有人可能会疑惑，肺脏和呼吸道关系密切，肺脏功能失常引起咳嗽还能理解，为什么和脾也有关系呢？中医讲，脾是我们人体的"生痰之源"，为什么这么说呢？脾的功能之一是运化水谷，如果脾虚不能运化我们体内的水液，那么这些剩余的水液就会形成痰湿。痰生成后储存在哪里呢？就储存到肺脏里，然后再通过肺把痰咳出来。中医理论认为，"脾胃为生痰之源，肺为储痰之器"，所以咳嗽不能只想到治肺，更要治脾。

治疗咳嗽的常用穴——身柱穴和肺俞穴

要想解决咳嗽的问题，实际上我们要调节内脏的功能。痰很多的咳嗽患者，我们要从脾论治；痰不多的患者，我们可以通过治疗他的肺脏来缓解咳嗽。根据我的临床经验，有几个穴位治疗咳嗽的效果非常好。

治疗咳嗽的第一个常用穴位就是身柱穴，身柱穴是督脉上的一个穴，在我们的后正中线上，在第3胸椎下的凹陷中，约与我们两侧肩胛冈脊柱缘的连线相平（图5-1）。找穴时，我们可以从大椎穴往下摸，大椎穴往下第3个椎体下面的凹陷处就是身柱穴了。

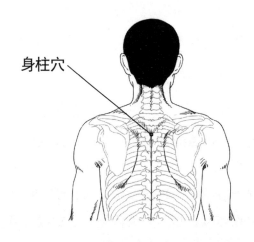

身柱穴

身柱穴位于第3胸椎
下的凹陷中。

图5-1　身柱穴的位置

身柱穴为什么可以治疗咳嗽呢？因为它正好是在我们的两肺之间，跟肺的联络非常密切，是一个内与脏腑、外与体表相联系的桥梁。所以刺激身柱穴，可以调节肺脏的功能，起到宣肺降气、止咳镇喘的作用。

我们下面要说的第二个治疗咳嗽的穴位，就是肺俞穴。肺俞穴在第3胸椎下旁开1.5寸的地方，正好是身柱穴旁开1.5寸（图5-2）。针灸学规定：肩胛内缘，也就是靠近脊柱的肩胛骨边缘处，到脊柱的距离是3寸，所以这段距离的中点就是脊柱旁开1寸半，因此，肺俞穴就在身柱穴到肩胛内缘的中点处。

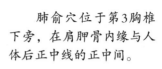

肺俞穴位于第3胸椎下旁，在肩胛骨内缘与人体后正中线的正中间。

图5-2　肺俞穴的位置

　　肺俞穴是在脊柱两旁对称分布的，所以肺俞和身柱一共是2个穴位、3个刺激点，是我们背部调节肺脏最好的穴位。

　　如果患者得的是风寒感冒，那么最好在这3个穴上用艾灸法。灸的时候，最好先灸身柱穴。艾灸一般都是先灸正中间的穴位，然后再分别灸左右的肺俞穴，每个穴灸3分钟左右。

　　如果说患者咳出的是黄痰，流出的是浓鼻涕，那么就是属于风热咳嗽。这时我们就要选用皮肤针敲打身柱穴和肺俞穴了，可以敲出点血。因为风热感冒的患者人体有火热之毒，出点血才可以排出体内的热毒。如果患者咳出的痰是白色的，流清鼻涕，那么是属于风寒咳嗽，只要把皮肤敲红就可以了。每个穴位敲打2～3分钟，力度以患者能承受为宜。总而言之，不同的证型要不同对待——风热感冒引起的咳嗽可以敲出血来，而风寒引起的咳嗽则是把皮肤敲红为度。

化痰第一要穴——丰隆穴

丰隆穴被列为所有穴位中化痰的第一要穴，所以治疗咳嗽痰多时，应该加上丰隆穴，会便于痰的咳出，缩短咳嗽时间，加快治愈速度。

为什么说丰隆是"化痰第一要穴"呢？因为丰隆穴是胃经上专门联络脾的穴位，脾与胃是相表里的，所以丰隆穴跟脾脏的关系很密切。如果脾虚不能运化水湿、消痰止咳的话，那我们就采取"曲线救国"的方法来化痰止咳，就是在脾最好的"朋友"——胃经上找丰隆穴来化痰。

那么，这个丰隆穴在哪个地方呢？丰隆穴在我们的外踝尖上8寸，胫骨前嵴外2个中指宽的部位（图5-3）。具体怎样找丰隆穴呢？我们先找到外膝眼，也就是我们膝盖外侧的凹陷处。中医针灸学规定：外膝眼到我们的外脚踝的距离是16寸，取它们的中点就是8寸的地方，然后用患者自己的手指，从胫骨最高的那条线竖着向外量出2个中指的距离，就是我们要找的丰隆穴。

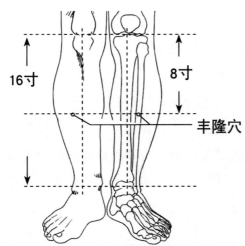

外膝眼到外脚踝的距离是16寸，丰隆穴就在两者中点，距胫骨前嵴2中指的地方。

图5-3　丰隆穴的位置

一般来说，丰隆穴的操作方法首选指压法。可用自己的拇指或中指按在丰隆穴上，然后进行点压或旋揉，每次按揉100～200下。一定要持之以恒，效果才能很好。

我们也可以根据不同的证型选用不同的治疗方法。如果患者咳的是白痰，而且比较清稀，那就是风寒性的咳嗽，我们就要选用艾灸法来刺激丰隆穴。我们可以自己拿个艾条，放在离皮肤2厘米的地方进行熏烤，每次灸5分钟左右即可。如果患者咳的是黄痰，我们就要在丰隆穴施用皮肤针法，要敲打时间长一些，力度稍大些，可以敲出少量的血。用皮肤针时要记住它的使用要领"垂直叩打力要匀"，否则效果可能就不好，还会伤及皮肤。丰隆穴是双穴，我们可以轮换着敲打，让出过血的皮肤得以恢复。

前面讲过的身柱、肺俞和丰隆三个穴位是可以同时用的，只要根据风寒、风热咳嗽的不同，选用适合的治疗方法就可以了。

神奇的国医

我的一个朋友在日本工作，他的孩子也在日本跟他一起生活。有一次，他正好有事回到南京，见到我就说他的孩子在日本已经咳了2个多月了。在日本找西医治疗，也找过针灸医生，但效果都不好。所以这次回国他就把孩子一起带回来，想找个中国正宗的针灸医生来看看。

后来他就找到了我。问明情况后，我就在孩子的大椎、身柱、肺俞3个穴位拔火罐，取罐后略施按摩术。第二天，孩子的妈妈带着孩子复诊来了，见到我就说做完第一次治疗后，孩子昨天晚上睡得很好，咳嗽明显减少了。我又按第一次治疗的方法如法炮制了一次。第三天孩子没来，孩子他妈电话告知已基本不咳嗽了。她颇为感叹地说："论中医针灸，还是咱们国内的医生最正宗啊！"

◈ 治疗咳嗽的注意事项

风寒感冒引起的咳嗽，如果我们不是用灸法或皮肤针轻刺激，而是用皮肤针重叩出血，这无异于"雪上加霜"；而假如患者是风热咳嗽，我们反而用了灸法，那就是"火上浇油"了。所以我们一定要对症治疗，选用正确的治疗方法。既不能雪上加霜，也不能火上浇油，要记住"风寒用灸，风热用针"，而且皮肤针叩刺出血效果会更好。

其次，我们可以根据患者痰的情况加减穴位。患者痰多的时候，我们就加用丰隆穴。前面那个居住在日本的小华侨，因为是干咳无痰，所以就没有必要用丰隆穴。

再次，不管是大人，还是小孩，在患咳嗽期间，一定要注意防寒保暖，同时注意室内的空气流通。因为感冒咳嗽的人最需要新鲜空气，让患者的肺能够进行正常的呼吸交换，从而把体内的病邪驱除出体外。因此，患了咳嗽的人，最好不要跑到人多的公共场所，因为人多的地方空气很浑浊，不利于咳嗽的治愈。

最后，我还要提醒大家，如果是小孩子得了咳嗽，我们也不要给他穿得过多，捂得太严实反而不利于小孩的康复。为什么呢？中医有一句著名的小儿养生名言："小儿乃纯阳之体"、"若要小儿安，耐得三分饥与寒"，意思是说小孩子一般是不怕冻、不怕饿的，却怕穿得过多（捂）和吃得过饱（撑）。我们经常看到天寒地冻下雪的时候，小孩子们都喜欢在外面打雪仗，玩得非常开心，说明孩子阳气本身就很盛，是不怕冷的，反而是怕热的。但是现在很多家长恰恰喜欢把自己的孩子捂得严严实实的，生怕孩子冻坏了。家长这样做，实际上是害了孩子——轻则捂出风热感冒，重则导致高热，甚至于影响生命安全。日常生活中这种教训还是时有发生的。

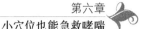

第六章
小穴位也能急救哮喘

选穴：常用穴取天突穴、膻中穴、定喘穴，慢性哮喘取肺俞穴，急性哮喘发作取孔最穴。
自疗方法：①天突穴：拇指或中指弯曲，从上朝下往胸骨柄内下方用力适中地旋揉按摩。②膻中穴：用拇指按揉，也可用其余四指叩击或握拳捶打，力度要稍大一点。或用搓擦法来刺激，从上往下用力搓擦至发热。③定喘穴：双手同时用力连续快速按揉100～200下，也可用无菌皮肤针在定喘穴上连续敲打100～200下。④肺俞穴：艾灸3～5分钟，拔罐10分钟左右。⑤孔最穴：用指压法或皮肤针叩刺法，按压或敲打100～200下，病情较重可至300～500下。

不可小视的哮喘病

哮喘是世界公认的医学难题，被世界卫生组织列为疾病中四大顽症之一。哮喘发病率非常高，而且会反复发作，严重威胁着人们的身体健康和生命安全。哮喘的症状有咳嗽、喘息、喉中痰鸣、呼吸困难（呼气长、吸气短）、胸闷、张口抬肩、不能平卧、面色及口唇青紫等。

实际上，哮喘说的是两种不同的表现，哮是指人在呼吸过程中喉咙中出现的痰鸣音，喘则是没有声音的。我们爬山或者上楼梯的时候，会累到大口喘气，喘就是说我们感到气有点不够用，要大口喘气，但是喉咙中没有声音。哮和喘两者经常密切地结合在一起，所以临床上常常合称为"哮喘"。

哮喘大多是因为感受了寒邪引起的，90%的哮喘病人是冬天发作的，就是因为冬天人们容易受凉。当然，还有很多人是长期抽烟、喝酒导致的，也有一些人是由于过敏引起的哮喘，特别是春天万物复苏，春暖花开的时候，有些人就因为对花粉过敏所以才犯哮喘。

哮喘是比较难治愈的，而且有时候很危险，尤其是在哮喘发作期的时候，往往会对人的生命构成威胁。所以我们要注意平时就对哮喘进行相应的治疗，减少哮喘发作次数。而穴位治疗的方法既安全省事，又简单易学，所以我们不妨平时在家多做穴位的保健按摩。

治疗哮喘的常用穴——天突穴

下面我就给大家介绍第一个能够缓解哮喘的穴位——天突穴。天突穴是治疗咳嗽和哮喘的常用穴，它就在我们的颈部下面、两侧锁骨的中间、胸骨上方的凹陷处（图6-1），正好位于咽喉的部位。我们知道哮喘病人会感觉咽喉部位呼吸不畅，并有喉中痰鸣，痰涎闭阻呼吸道，则导致呼吸困难。刺激天突穴能够使气管的管腔加大，改善呼吸道的通气状态。

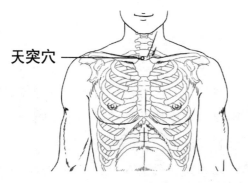

天突穴

天突穴在两锁骨中间、胸骨上方的凹陷处。

图6-1 天突穴的位置

天突穴的操作手法和其他穴位不大一样。由于天突穴的特殊部位，不方便用灸法和皮肤针叩刺，一般就是用手来按摩刺激。因为穴位后面有气管，所以我们用手指按压天突穴时不能垂直去压它，否则患者会感觉憋气、喘不过气来，并出现呛咳反应。那我们应该怎么按压天突穴呢？我的经验就是把拇指或中指弯曲，放在天突穴上，从上朝下往胸骨柄内下方"抠"，一边抠一边用力适中地旋揉。

治疗哮喘的常用穴——膻中穴

临床常用的治疗哮喘的穴位除了天突穴，还有膻中穴。膻中穴就在我们的胸骨上，男性找这个穴位比较好找，两个乳头连线的中点即是。因为女性的特殊生理，特别是生了孩子以后的女性，乳房可能有些下垂，所以女性要找膻中穴的话，就要在找到两乳头连线中点后，再根据乳房的大小及下垂的程度向上移1~2寸（图6-2）。

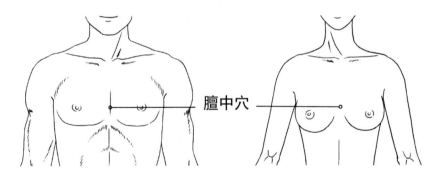

图6-2　膻中穴的位置

膻中穴正好在我们的两肺之间。《针灸学》认为膻中穴是"气之会"穴，也就是说膻中穴可以调节人体全身的气机，刺激膻中穴能够使郁结的气机散开，起到宽胸理气的作用，所以它对缓解治疗哮喘病是很有效的。

大家都知道，猩猩在直立的时候往往都喜欢用双拳捶打胸部，动物学家们考证说这是他们胸部不舒适时的习惯动作，捶打能使胸部气机畅通，母猩猩通过捶打胸部还能防治乳腺炎呢！我们人类的胸骨后面存在有胸腺，胸腺属于人类的淋巴系统，也就是免疫防卫系统。我们平时没有事的时候，可以用拇指按揉膻中穴，也可以用拇指以外的四个指头叩击或握拳捶打膻中穴，力度要稍大一点。为什么要强调力度大一点呢？因为膻中穴位于胸骨上面，如果力度不大的话，刺激就很难透达到胸部的脏腑组织，就达不到治病保健的效果。

除了用按揉法、叩击法之外，我们还可以用搓擦法来刺激膻中穴。把手伸展开，从上往下用力搓擦膻中穴。因为肺气不降反而上逆才会发生咳喘，所以要求往下搓，搓到感觉发热就可以了。这样做可以导引肺气向下运行，从而缓解咳喘的症状。因为哮喘绝大部分都是属于风寒型的，所以说我们一定要搓到发热才能生效。从这个意义上说，膻中穴也非常适合于灸法和拔火罐的刺激方法。

·王教授提醒·

还有一种搓法是沿肋间隙向左右搓法，主要用于治疗与乳房相关的病症。

治疗哮喘的常用穴——定喘穴

定喘穴，顾名思义，它就是一个专门治疗哮喘的穴位。

定喘穴在肩背正中第7颈椎下的大椎穴旁开0.5寸的地方（图6-3）。我们低头时，后项部有个最高的突起，这是第7颈椎，第7颈椎下的凹陷就是大椎穴，大椎穴左右两边旁开0.5寸的地方就是定喘穴了。

定喘穴具有宣通肺气、止咳平喘的作用，是临床上用来治疗哮喘病的常用穴。因为哮喘有时会急性发作，病情较紧急，用艾灸疗法的话力量比较弱，所以最好用双手同时用力连续快速按揉100~200下。也可以把皮肤针消毒后，在定喘穴上连续敲打100~200下。

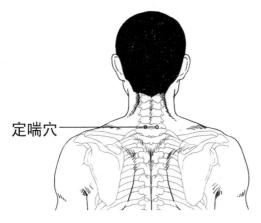

定喘穴在第7颈椎下
旁开0.5寸的地方。

图6-3　定喘穴的位置

治疗慢性哮喘的常用穴——肺俞穴

哮喘同肺的关系最为密切，所以我们治疗时就可以有的放矢，直接选用肺的背部俞穴——肺俞穴来宣通肺气、止咳平喘。

肺俞穴在后背第3胸椎下旁开1.5寸的位置（图6-4）。取穴时从第7颈椎下的大椎穴往下推，推到第3个突起就是第3胸椎，第3胸椎下左右旁开约两指宽处即是肺俞穴。

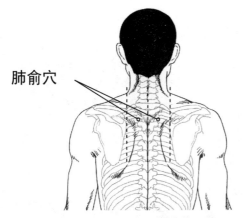

肺俞穴位于第3胸椎
下旁，在肩胛骨内缘与人
体后正中线的正中间。

图6-4　肺俞穴的位置

肺俞穴的操作方法有很多种，可以用按揉法，也可以用艾灸法、拔罐法和皮肤针叩刺法。背部的腧穴一般都有偏补的功效，所以刺激背俞穴对我们人体有很大的补益作用。因此，对于那些常年日久肺气不足、肾气也虚不能纳气的老年性慢性支气管哮喘的病人来说，在肺俞穴上艾灸、拔罐是最为适合的。

治疗急性哮喘发作的常用穴——孔最穴

治疗哮喘还有一个重要的穴位叫孔最。因为哮喘是一个具有急性发作特点的疾病，而孔最穴是肺经上专门治疗呼吸道急性发作性病症的一个要穴。所以说，哮喘急性发作的时候，我们一定要先取用这个穴位。

那么，孔最穴在哪里呢？它就在我们的前臂掌面，腕横纹上7寸处（图6-5）。针灸学规定，腕横纹到肘关节是12寸，所以我们先找到腕横纹至肘关节连线的中点（腕横纹上6寸），然后再用我们的拇指往上量出1横指的距离，就是孔最穴了。

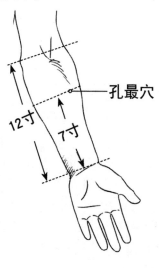

孔最穴

12寸

7寸

肘关节到腕横纹是12寸，两者中点再向肘关节量1横指，就是孔最穴。

图6-5 孔最穴的位置

孔最穴是专门用来治疗哮喘急性发作的一个穴位，我们最好用指压法和皮肤针叩刺法来刺激它。按压一定要有力度，要让患者有较强的酸胀，甚至疼痛的感觉。我们老百姓不会扎针，但是可以用消毒后的皮肤针垂直敲打孔最穴。风热型的哮喘可以敲出血来，风寒型的哮喘我们就不要敲出血来了。敲的次数要根据患者的情况而定，少则100～200下，多则300～500下。

妈妈的哮喘

有人可能会有疑问，穴位真的能治疗哮喘吗？哮喘发作时，用穴位能快速缓解症状吗？我们可千万不要小看了穴位保健，如果穴位治疗把握得好，又能运用及时的话，往往可以使哮喘病人起死回生，转危为安。

1979年，我刚过而立之年，要到北非阿尔及利亚去援外医疗。当时我妈妈已经年过古稀了，她一直有高血压、心脏病，还有严重的哮喘病，而且经常发作。当时妈妈在电话里对我说不知我出去两年，回来后还能不能见到她，所以她让我出国前一定要回老家一趟。于是我赶快回家了，回去的当天，妈妈非常高兴，就在厨房里忙着做好吃的，我就和大哥在房间里谈话。那时，老家的小县城还没有煤，更没有煤气，都是用柴火来烧饭的，柴火一烧，难免烟熏火燎的，加上炒菜锅里的油烟刺激，老母亲的哮喘突然就发作了。当时正帮奶奶烧火的小侄女慌慌张张地跑过来对我说："奶奶发病了"。我赶过去一看，妈妈张口抬肩地在呼吸、口唇青紫、说憋气、胸闷得很。我当时看情况危急，也不知道自己能不能救得过来，就让大哥赶快到医院去找医生，我就拿出针灸针来，快速地给妈妈针了天突、定喘、孔最和内关几个穴位，5分钟左右妈妈的哮喘就平息了。当时我大学毕业也才仅仅十年的时间，治病经验也不多，但是从为母亲急救治疗哮喘的实例中我深深体会到，小小穴位用得好，也是能够让危重病人转危为安、化险为夷的。

穴位敷贴治哮喘

防治哮喘还有一种"穴位药物敷贴"法，是根据中医学"冬病夏治"或"治未病"的原理确立的一种治疗法则。一般在三伏天实施，故又称"伏灸"。具体时间为每年的头伏、二伏、三伏的第1天，当然也可在初伏至末伏期间选择任意时间贴敷。每次贴敷间隔7~10日。1年共实施3次为1个小疗程，连续实施3年为1个大疗程。

穴位药物敷贴宜选用一些具有祛风散寒、温通经络、对皮肤有一定刺激作用的中草药，诸如麻黄、细辛、丁香、肉桂、甘遂、百部、南星、白芥子等各5~10克，研为细末（可另加麝香、冰片少许）拌匀，再用醋或蜂蜜、生姜汁调成糊状，置于瓶中分次使用。

有的朋友可能就要问"那穴位药物贴敷应该如何操作呢"？其实很简单的，我们取一块直径2厘米的圆形胶贴，在胶贴的中心放入黄豆大小的药膏（切勿将药物糊上圆心四周而致粘贴不牢固，同时也还会影响到穴位以外的皮肤）。然后将胶贴敷贴于膻中、关元、气海、大椎、定喘、肺俞、脾俞、肾俞等穴位上，外用消毒纱布敷盖。

每次贴敷时间的长短，应因药、因人而异，这与刺激性药物对皮肤的刺激性和患者皮肤对药物的敏感程度有关。总体来说，应该以患者局部皮肤产生灼痛时为度，参考时间为4~8小时。有些皮肤粗糙、对药物不敏感的人，也可以延长贴敷时间至12小时，甚至更长的时间。有些患者由于皮薄肤嫩，耐受性差，时间应适当缩减。1岁以下婴幼儿贴半个小时左右，1岁以上儿童贴1~2小时。若敷贴局部皮肤瘙痒、灼热难受，则应及时撤除胶布及药物纱布。总之，必须区别对待，灵活掌握。

哮喘患者应注意的事项

　　哮喘可能会因多种因素诱发，所以我们广大的哮喘患者朋友们生活中一定要注意以下事项，减少疾病的发作或危害程度。第一，避免因感冒而诱发咳喘；第二点要注意的是，咳喘急性发作时应注意休息，防寒保暖，谨防病情加重；第三，如果哮喘发作持续十几个小时，甚至于24小时不能减轻者，应送往医院接受综合治疗；第四，保持大便的通畅，不吃或少食肥甘厚腻之品（以免助痰湿）及海腥发物；第五，过敏体质者应认真查找过敏源，家里不要饲养小动物，不吃致敏食物，幼儿和中小学生最好不要使用有色彩、有香味的学习用品，家里装修一定要使用环保材料，尽量注意避免接触过敏源而诱发哮喘。

第七章
心绞痛的"随身药"

> **选穴**：常用穴取膻中穴、内关穴，急性发作取郄门穴、阴郄穴，保健取心俞穴、厥阴俞穴。
>
> **自疗方法**：①膻中穴：用拇指用力按揉，也可用其余四指指端叩击，或双拳捶打。或用无菌皮肤针敲打膻中穴，每次敲200下左右。②内关穴：用拇指顺着手臂方向上下反复按揉。③郄门穴、阴郄穴：用拇指顺着经脉的方向反复地压揉，每穴按揉100～200下。④心俞穴、厥阴俞穴：两穴同时施术，可行指压、按摩、艾灸、拔罐、皮肤针叩刺等。

高度警惕心绞痛

在一些电影和电视剧中，我们会经常看到这样的镜头：一个革命老干部由于过度激动或生气，往往会突发心脏病，马上口含救心丸，立即转危为安了。这就是冠心病心绞痛发作的典型描述。

随着生活水平的不断提高，心脑血管病的发病率也越来越高，冠心病的防治也越来越受到关注。针灸治疗冠心病心绞痛，曾被联合国卫生组织列为疗效较好的43种病症之一，并在世界范围内推广。

心绞痛是冠心病的一个主要症状，多由冠状动脉缺血、缺氧造成的，当患者劳累疲惫、精神高度紧张或激动、突受寒冷刺激或者吃得过饱后，心肌耗氧会增多，所以患者就容易出现心绞痛的症状。

病情比较轻的患者会感觉左侧胸闷，或者是感觉呼吸不太通畅；病情较重的患者就会感觉压榨性的胸痛。冠心病发作的其他可能症状有恶心、气促、出汗、寒战、眩晕及昏厥，严重患者可能因为心力衰竭而死亡。所以，心绞痛患者平时就要注意对心脏的保健。

当冠心病患者出现心绞痛时，我们一定要做及时的急救处理，但是有些老年人可能会忘了随身带急救药，也可能会吃了以前的药却没有立刻缓解心绞痛的症状。所以，如果我们懂得一些穴位保健的知识，那么就可以发挥作用了。

治疗心绞痛的首选穴——膻中

治疗心绞痛的首选穴位就是膻中。膻中穴在我们的胸部，这个穴在男同志身上很好找，就在两个乳头连线的中点位置。

女性因有乳房下垂的变化，就要酌情在两乳头连线中点再往上移动一些了（图7-1）。

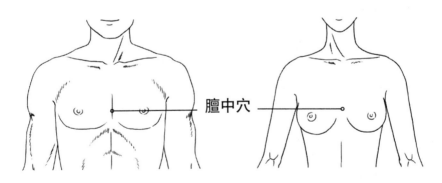

膻中穴

图7-1　膻中穴的位置

为什么膻中穴能缓解和治疗心绞痛呢？因为膻中穴位于两肺之间，接近心区，具有宽胸理气、活血通络、舒畅心胸等功能。针灸学认为"气会膻中"，也就是说，膻中穴可调节人体全身的气机，尤其是心、肺的气机。而心血要靠肺气来推动，所以刺激膻中穴可以缓解心肌痉挛，增加心脏的血液的供应，缓解胸闷和胸痛。

用膻中穴治疗心绞痛的时候，一般不用灸法，用拇指用力按揉膻中穴就可以了。我们也可以用拇指以外的四指指端叩击或者双拳捶打膻中穴所在区域。经常捶打膻中穴不但对心肺功能有好处，还可以刺激胸腺，提高我们的免疫防卫能力。也可以用皮肤针敲打膻中穴，反复地敲，每次敲200下左右。

易找实用的内关穴

除了膻中穴，治疗心绞痛的第二个常用穴是内关穴。内关穴是心包经上的穴位。心包在我们的心脏外面，就像是心脏的侍卫一样的，能起到保护心脏的作用。当有外邪侵袭心脏时，心包就能"代心受邪"。打个比方，如果有人要刺杀"心"这个君王的时候，心包这个侍卫就会挺身而出，为君王挡子弹、挡刀子。而且，我们在临床上发现，治疗心绞痛时，心包经上的穴位反而比心经上的穴位用得更多，效果也更好。我感觉心包经的作用可以总结为"三个代表"——生理上代心行事（完成工作任务），病理上代心受邪，治疗上代心用穴。

内关穴可以说是治疗心血管疾病的第一要穴。那么，内关穴在哪里呢？内关穴在掌面腕横纹中点直上2寸、两筋之间（图7-2）。

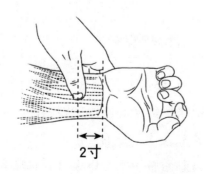

内关穴在掌面腕横纹中点直上2寸、掌长肌肌腱与桡侧腕屈肌肌腱之间。

2寸

图7-2　内关穴的位置

　　取穴时，我们把手握紧，掌面腕横纹上方就会出现两条突起的肌腱（掌长肌肌腱与桡侧腕屈肌肌腱），内关穴就在这两筋之间；用自己的拇指从腕横纹往上量出2横指宽即是。我们可以用拇指顺着两筋之间上下反复按揉内关穴，会有酸痛的感觉，有时候患者会感觉酸痛感顺着经脉一直传到胸部。

　　下面我给大家介绍一个非常生动的病例：南京市胸科医院原老院长患冠心病多年，时常有心绞痛发作的现象，就像我们一开始说的那样，每次发作的时候都是急服硝酸甘油片缓解，用后几秒钟就好转了。但是有一次在家又发心绞痛，口含硝酸甘油片十几分钟竟然不起作用，胸痛、胸闷如故，没有缓解。因为他们老两口都是医生，老伴是市中医院神经内科主任，家里也有心电图机，然后他夫人就给他测心电图，心电图不正常。老院长就感到纳闷了，以往吃了硝酸甘油片后很快就好转了，这一次怎么不灵了呢？于是就对夫人说："你现在不是正在南京中医药大学跟王教授（笔者）业余学习针灸吗？老师有没有教给你关于针灸穴位缓解心绞痛的方法？"经老院长提醒，他夫人马上在他的两个内关穴上同时施以按揉法。5分钟不到，老院长就欣喜地说："不痛了，不痛了，感到心胸开阔了"。再量一下心电图，也恢复正常了。所以说，有时候我们不能小看内关这个保健穴位，用得及时，用得正确，往往能起到大的作用。

　　还有一个给我印象深刻的病例，南京的电视观众魏宝珍老大姐，今年71岁，患有高血压心脏病、高血脂、脂肪肝多年，还经常头昏、抽痛，心慌、胸闷，睡眠欠佳，浑身无力。核磁共振检查提示：多发性腔梗。她在给我的信中说："教授，您好！由于我多病缠身，多年来一直服药维持。听了你的穴位保健讲座之后，对不吃药、少吃药也能祛病强身、延年益寿树立了信心，希望您能针对我的病情提出指导性意见。"后来，我给她制定了"以内关保心、百会健脑、涌泉促眠"为基本原则的三管齐下的穴位保健方案。如今，她已经坚持一年之久了，心脑各方面的情况都保持得很好，上述诸症明显减轻，睡眠改善，精神倍增！

治疗心绞痛不可少的急救穴

如果心绞痛发作得非常急，怎么办呢？我介绍给您两个穴位——郄门穴和阴郄穴。

腕横纹中点上5寸的地方有一个穴位叫"郄门"，也是心包经上的穴位，它是心包经上的急救穴，对于心绞痛就有很好的急救效果。

具体怎样找郄门穴呢？先用自己的四指量出掌面腕横纹上3寸的地方，而我们示指的上2个指节相当于2寸，所以从3寸的地方再量出2寸就是郄门穴了（图7-3）。

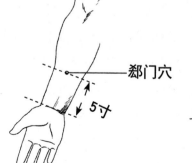

——郄门穴

郄门穴在腕横纹中点上5寸的地方。

5寸

图7-3　郄门穴的位置

心经上也有一个急救穴——"阴郄"，就在掌面腕横纹小指侧凹陷中（神门穴）上0.5寸的地方（图7-4），有宁心安神、清心除烦的功效，也是针灸临床治疗心绞痛的主穴之一。

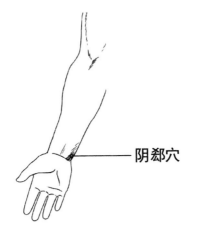

阴郄穴在神门穴上0.5寸，即掌面腕横纹的小指侧凹陷中。

阴郄穴

图7-4　阴郄穴的位置

上面提到的两个穴位都是针灸学中的"郄"穴，"郄"有空隙义，本是气血聚、病症反应点，临床能救急。心绞痛发作时，我们最好是两个穴同时刺激。郄门穴和阴郄穴的操作方法很相似，可以用手指掐，也可以用拇指顺着经脉的方向反复地压揉，每个穴按揉100~200下，还可以用皮肤针快速重力叩刺。只要觉得胸痛胸闷缓解了、呼吸畅通了，就说明有疗效了。

治疗心绞痛的背俞穴

心绞痛的患者在间歇期的时候，也同样要注意用穴位来保健，对心绞痛可以起到预防发作、减少发作频率和症状的作用。最适合冠心病间歇期保健的穴位，是背部的心俞穴和厥阴俞穴。

心俞穴是心的背俞穴，可以防治心血管系统疾病，长期按摩刺激，对于治疗心绞痛有很大的好处。心俞穴位于第5胸椎下旁开1.5处（图7-5）。

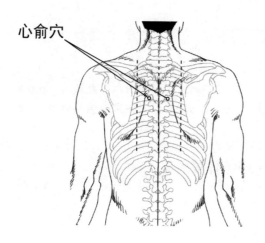

心俞穴位于第5胸椎下旁，在肩胛骨内缘与人体后正中线的正中间。

图7-5　心俞穴的位置

取穴时患者可采用坐位或俯卧姿势，要想找到第5胸椎，首先要找第7胸椎，摸到患者的肩胛下角，两侧肩胛下角的水平连线就是通过第7胸椎下，然后再往上推2个胸椎，就可以找到第5胸椎了。再向左右各量出两指就是1.5寸的位置，也就是心俞穴所在。

厥阴俞在背部第4胸椎下旁开1.5寸处，也就是心俞穴直上1个胸椎的位置（图7-6）。

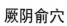
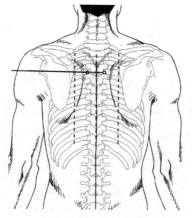

厥阴俞穴位于第4胸椎下旁，在肩胛骨内缘与人体后正中线的正中间。

图7-6　厥阴俞穴的位置

"厥阴"是什么意思呢？十二经脉中有一条经脉叫"手厥阴心包经"，所以"厥阴"也就是"心包"的意思，厥阴俞也就是心包的背俞穴（实际上也可以称之为"心包俞"）。临床上主要用来治疗心脏及心血管系统的各种病变。

心俞穴和厥阴俞穴这两个穴仅一椎之隔，操作时我们可以两个穴一起同时施术——指压、按摩、艾灸、拔罐、皮肤针叩刺等。间歇期的预防性治疗，刺激手法要相对轻巧一些，不宜用力过重。

以上两个背俞穴可以在心绞痛缓解期时用，对于心脏有很好的保健作用。

· 王教授提醒 ·

针灸学的穴位治疗有一个规律，就是大凡治疗慢性病，或者说用于疾病缓解期治疗的穴位大多都在腰背部，而治疗急性发作性疾病的穴位大多都在胸腹部。

第八章
随时随地治呕吐

选穴：合谷穴、内关穴、耳穴。
自疗方法：①合谷穴：用拇指按揉对侧穴位，要顺着经脉的走行前后揉，也可用皮肤针敲打。②内关穴：用拇指顺着手臂方向上下反复按揉，力度小起止吐作用，力度大起催吐作用。③耳穴：以耳穴的"胃"穴为主，用中药王不留行籽丸贴压0.5~1分钟。

中医对呕吐的认识

引起呕吐的原因有很多，主要见于各种胃肠疾病、食物中毒等。胃肠疾病是我们每个人都无法避免的，因为"民以食为天"，我们每天都要吃东西。中医讲，饮食不节就会引起胃肠疾病。这里的"饮食不节"包括两个方面：第一方面是指饮食没有节制，暴饮暴食；第二方面是指饮食过于寒凉或生冷、不清洁、不卫生。除了消化道疾病以外，晕车、晕船、晕飞机、孕妇都会出现呕吐的现象。

中医学认为，呕吐是因为各种原因导致的胃气上逆引起的。正常情况下，胃气应该是往下走的（胃主降、胃气以通降为顺），这样才能将经过消化吸收后剩余的食物残渣顺利地输送到小肠、大肠，而后排出体外。中医有句很有名的话叫做"六腑以通为顺"，胃和大肠、小肠都是属于"六腑"的范畴，所以一定要保证它们气机的通畅。只有它们的气机通畅，大便才能通畅，而大便是否通畅是判断一个人健康与否的重要标志。如果大、小肠气机不通畅，那么气自然会往上跑，人就会出现嗳气、打嗝、恶心、呕吐等。所以我们就要刺激一些能够让胃气下降的穴位，胃气通畅了就能够缓解恶心呕吐的现象了。

治疗呕吐的常用穴位——合谷穴和内关穴

中医有两句很实用的取穴口诀，希望大家能够记住。一句叫做"面口合谷收"，这句话的意思就是说，与头面部和口腔有关的疾病都可以用合谷穴来治疗。"收"有收拾的意思，按照现在通行的说法就是"摆平"、"搞定"。恶心、呕吐就是食物残渣等从嘴巴里吐出来，所以治疗呕吐也可以用合谷穴来治疗。

第二句口诀是"心胸内关谋"。中国古代称胃痛为"心口痛"或"心气痛"，而真正的心绞痛则称之为"真心痛"。"心胸内关谋"的"胸"字也是指的心肺。所以这一句口诀的意思就是说，胃和心脏的疾病都可以用内关穴来处理（谋：计谋、策划之意）。前面我们曾经提到，内关是治疗心血管疾病的第一要穴，内关的第二个作用就是治疗胃肠道疾病，其中以恶心、呕吐最为常用。

那么，合谷穴和内关穴怎么找呢？合谷穴在手背第1、2掌骨之间（虎口），略靠第2掌骨的中点处。我教大家几个合谷穴的简单取穴法：①将手背伸直，拇指向示指靠拢，在虎口部位肌肉隆起的最高点就是合谷穴；②手背伸直并张开虎口，将另一只手拇指指间关节横纹紧贴在张开的虎口指蹼上，拇指端压向第2掌骨中点，拇指尖下即是合谷穴（图8-1）。

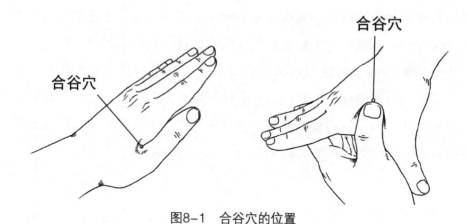

图8-1　合谷穴的位置

内关穴又在哪里呢？内关穴位于掌面腕横纹中点上2寸的两筋（掌长肌肌腱与桡侧腕屈肌肌腱，握拳时前臂接近腕横纹的2根很明显的筋）之间（图8-2）。

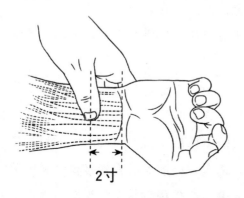

内关穴在掌面腕横纹中点直上2寸、掌长肌肌腱与桡侧腕屈肌肌腱之间。

2寸

图8-2　内关穴的位置

合谷穴和内关穴都可以用指揉的方法，用自己的一个拇指按揉另一个手上的穴位，要顺着经脉的走行前后揉，不要横行切断经脉左右揉；也可以用皮肤针轻轻敲打合谷和内关穴。少用灸法，一是效果慢，二是内关穴处有重要的神经、血管和肌腱，不宜施灸。

善于利用自身的"晕车药"

有人可能会有疑问，穴位疗法真的可以止呕吗？下面我给大家讲一个实例。

几年前南京举行了一个从南京去安徽的少年儿童夏令营。当时他们找我做保健医生随行，我带了一些清凉油、风油精、伤湿止痛膏和晕车药就上了其中的一辆大巴，跟着一起去了。到了安徽旅游地，我听说其中一辆车上有一个小女生晕车很厉害，从南京坐车出发时就晕，中途就开始断断续续呕吐。等到了目的地，小女孩几乎就不能游玩了，因为吐得太厉害，全身无力。

三天的夏令营结束了，在返回南京的时候，队长就让我坐那个晕车小女孩所在的车，让我专门照顾她。一路上，只要她有恶心要吐的感觉，我就轻轻地揉一揉她的内关穴和合谷穴。在我的照顾下，那个晕车的小女孩从安徽坐车一直到南京少年文化宫，都没有出现过呕吐。可见，合谷穴和内关穴对于晕车引起的呕吐还是有很好的治疗效果的。

内关穴的双向调节作用

按揉内关穴的时候，我们要注意一点：不同的病情，我们要用的力度也不同。用于止呕吐，按揉的力度要轻，如果用的力度太大，反而会起到催吐的效果。有一种情况我们必须要用力按压内关穴，就是遇到食物中毒的患者时，我们不要止吐，因为要想让患者好起来，必须用催吐法将胃内的有毒之物尽快全部排泄出来。这时我们按揉的力度要重一些，患者将食物吐出来以后，再禁食一两餐，呕吐慢慢就会好了。

内关穴既能止呕，又能催吐，这是一种双向调节作用。我在针灸临床实践中体会到，按揉的力度小（轻刺激）能起到止吐的作用，按揉的力度大（重刺激）就能够起到催吐的作用。可见，促进双向调节作用的关键就是手法力度的轻重。对于晕车、晕船、晕飞机的呕吐，最好是轻柔的按压内关穴，以达到止呕的效果；如果是食物中毒引起的恶心呕吐，就需要重力按压内关穴。

我再给大家讲一个关于内关穴治疗呕吐的病例吧。2002年6月的一天，我到一家文印室印名片。老板是一位56岁的王先生，知道我是针灸医生后，说他患有慢性胃炎多年，经常会感觉胃中嘈杂不安，随之反酸呕吐，有时候在路上就会蹲在路边呕吐，十分狼狈。他询问我有何良法解除，我就告之按内关穴的方法。等我数天后去取名片的时候，他说在两天前又一次发作，他按照我教的按揉内关穴的方法使用后果然灵验，说我传授的保健知识是无价之宝。

耳穴也能治呕吐

我退休前在南京中医药大学国际教育学院工作，有一次河海大学的一个西非贝宁共和国的留学生找到我校留学的同胞，说他刚到中国，吃不惯食堂用油炒的菜，一吃就恶心呕吐，因此没办法吃饭，影响到了学习。学生就问我有没有办法解决？我回答说"当然有！"于是我就以耳穴的"胃"穴为主，另外增加了肝、脾、交感、神门等耳穴，给他贴压了中药王不留行籽丸，并要求他每次吃饭前半个小时自行按压所贴的耳穴，每个地方按半分钟到1分钟。结果怎么样？他第二次到我们学校再一次见到我时说："哎呀！老师，您用的耳穴可真灵了！只做了一次，我再去食堂吃饭的时候，那些菜的油味已经对我没有刺激作用。现在我已经可以很正常地吃饭了。"

适合孕妇的止呕法

还有一种特殊的呕吐情况，我们在用穴位治疗时要注意特殊对待，这就是孕妇出现的恶心、呕吐。这个问题很重要，希望大家能够记住：育龄女性在妊娠前期出现呕吐时，是不能用合谷穴的。因为合谷穴能引起子宫收缩，弄不好可能会导致流产。所以孕妇的呕吐，最好不要用合谷穴来止吐，以防发生意外。

对于孕妇的恶心呕吐，可以轻轻按揉内关穴，或者将清凉油涂到内关、合谷，或者是鼻子与上嘴唇之间的人中穴上。

 王教授提醒·

晕车、晕船的时候，有些人可能会用把伤湿止痛膏剪一小块贴到内关穴上，以此来防止恶心呕吐。但是市面上有一种伤湿止痛膏叫做麝香虎骨膏，孕妇就不能用，因为麝香有芳香走窜的特性，是古代用来堕胎的中药。所以孕妇一定要注意，含有麝香的止痛膏千万不要用。

第九章
治疗呃逆有奇招

选穴：天突穴、膻中穴、内关穴、中脘穴、翳风穴、攒竹穴。

自疗方法：①天突穴：拇指或中指指弯曲，从上朝下往胸骨柄内下方用力适中地旋揉按摩。②膻中穴：用拇指按揉，也可用其余四指叩击，或握拳捶打。②内关穴：用拇指顺着手臂方向上下反复按揉。③中脘穴：用中指、示指和无名指用力点压、按揉，也可以该穴为中心，按顺时针方向摩揉。④翳风穴：用重力指压法刺激，可用拇指或中指，力度时间因人而异，以止住呃逆为宜。⑤攒竹穴：用中指指端按压，重力按压后坚持住1~2分钟再松开，反复操作，直到呃逆停止。

呃逆虽小，痛苦尤深

呃逆，西医叫"膈肌痉挛"，也就是我们平常所说的打嗝，是喉中呃呃有声、不能自控的那种，而不是吃多了打饱嗝、兼有嗳腐吞酸的那种。相信我们每个人对呃逆都有过切身体会，一般情况下是不明原因突然发生，绝大部分都是呃逆几声、几秒钟也就好了，时间长的也不过断断续续几分钟也就停止了。但是在临床上，也有很多打嗝的病人，少则持续打嗝几个小时，多则好几天，甚至好几个星期都不能停止，发作起来没完没了。我就遇到过一个病人，一分钟打嗝五十多次，相当于1秒钟1次了，而且持续了11天之久。那些天，病人几乎不能吃饭，不能睡觉，甚至连呼吸都受到影响。所以说打嗝的毛病虽然不大，但是却能给人们带来了很大的痛苦。

很多情况都可能引起打嗝，比如暴饮暴食、进食过快，或者是像一些小学生吃过早饭后，又跑步去上学，路上吹了凉风、吸入冷空气等。

精神因素也能引起打嗝，因为有些人的心理暗示很强烈。比如有一次，我在农村巡回医疗的时候就遇到过两个打嗝的病人。我当时背着药箱正走在路上，突然听到有阵阵呃逆的声音传来。观察四周，看到大老远有两个人朝我的方向走来，随着那两个人的走近，发现是两位女同志，呃逆声就是她们发出的。我就问她们是怎么回事，其中一个年轻的女孩就说，另一个中年妇女是她的嫂子，今天嫂子从一大早起床就打嗝不止，妈妈让我陪她到公社卫生院去看医生。那个女孩还说，刚出门的时候，她自己还是好好的，结果一路上听嫂子打嗝，自己也不由自主地打起嗝来，其实这个女孩的打嗝就是受精神因素引起来的。

治疗呃逆的常用穴——天突穴和膻中穴

治疗呃逆要用的第一个穴位就是天突穴，天突穴就在人体的前正中线上，两个锁骨的中间、颈（脖子）下面、胸骨上方的凹陷处（图9-1）。

天突穴的操作方法大家要注意，最好是将拇指或中指弯曲，然后用指端从天突穴往下方"抠"，不要直接往下方按压，以免影响呼吸，发生憋气和呛咳反应。按压力度要稍微重一点，一般每次按压100下左右即可。

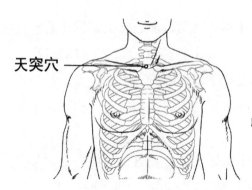

天突穴

天突穴在两锁骨中
间、胸骨上方的凹陷处。

图9-1　天突穴的位置

第二个可以治疗呃逆的穴位叫膻中穴，就在两乳头连线的中点处。因为女性的特殊生理，特别是生了孩子以后的女性，乳房可能有些下垂，所以女性要找膻中穴的话，就要在找到两乳头连线中点后再向上移1～2寸（图9-2）。

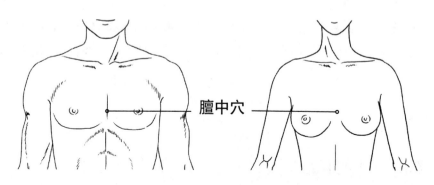

膻中穴

图9-2　膻中穴的位置

膻中穴有宽胸理气的作用。当呃逆发作的时候，我们可以自己用拇指或中指用力地点压、按揉膻中穴，或双拳叩击膻中穴，或者是用拇指以外的四指往下搓擦膻中穴。但是，绝对不可以像有人在电视讲座上教的那样，用手在膻中穴上下来回摩擦，因为在向上摩擦的时候反而会致使胃气上逆，引起嗳气。膻中穴除了可以用指压、按揉法之外，还可以用皮肤针敲打法。

治疗呃逆的常用穴——内关穴

治疗呃逆常用的第三个穴位是位于掌面腕横纹中点上2寸的内关穴（图9-3）。当我们握拳时，前臂靠手腕的中间有两根很明显的筋，内关穴就在两筋之间。

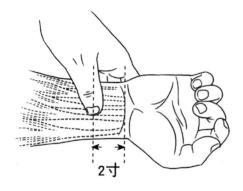

内关穴在掌面腕横纹中点直上2寸、掌长肌肌腱与桡侧腕屈肌肌腱之间。

2寸

图9-3　内关穴的位置

内关穴是心包经上的一个"络"穴，与三焦相沟通，有疏调三焦、宣上导下、以内调外的功能作用，主治心、胸、胃，以及与情志失和、气机阻滞有关的脏腑或肢体的病变。内关也是宽胸理气的好穴，对于呃逆有很好的治疗效果。

治疗呃逆的常用穴——中脘穴

位于腹部正中线脐上4寸的中脘穴，也是通调腑气、平降胃气的主穴。胃肠腑气一通，气机也就舒畅了，呃逆也就消失了。

怎样找到中脘穴呢？我们的胸骨下面有个小小的剑突，胸骨与剑突的衔接交界部位叫做"胸剑结合"，也就是相当于我们俗话说的"心口窝"的位置。针灸学规定，从胸剑结合到肚脐眼的连线是8寸，脐上4寸正好就是胸剑结合到肚脐眼连线的中点，也就是我们要找的中脘穴（图9-4）。

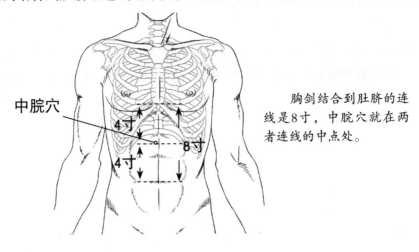

胸剑结合到肚脐的连线是8寸，中脘穴就在两者连线的中点处。

图9-4　中脘穴的位置

中脘穴要如何按摩呢？最好是用我们的中指、示指和无名指这三个指头在中脘穴用力地点压、按揉；也可以以中脘穴为中心，按顺时针方向摩揉。摩揉时要有一定的力度，只有力度够了，胃肠的蠕动才能够加快，胃肠道里的食物才能往下移，从而使腑气畅通，呃逆才能缓解。

持续11天的呃逆

治疗呃逆，还有一个常用的穴位——翳风穴。关于用翳风穴治疗呃逆，我先给大家讲一个有趣的病例。

病人冯某是武汉军区歌舞团的一个"吹鼓手"（吹小号的）。他刚开始得呃逆的那天，一分钟只呃逆三五次而已。他们剧团正好在上演革命样板戏《智取威虎山》，原以为呃逆嘛，小毛病，很快就会没事的，也就没有去看病，带病坚持工作，继续吹号。演到杨子荣"打虎上山"那段时，需要他来吹号给杨子荣鼓劲，但是他时不时呃逆，吹号中常常发出"呃呃呃呃"的打嗝声。演杨子荣的那个演员不高兴了，把枪一扔，说你这样吹，我还怎么打虎？迫不得已，他才到歌舞团医务室就诊。卫生员给他开了些缓解胃痉挛的药，但是没有效果，还是呃逆不止。于是，他又到了武汉军区总医院寻求治疗，但是西医治疗还是没有效果。

这位军人又从部队医院转到地方医院，先是到武汉医科大学附属医院，照旧没能解决呃逆这个问题。最后他就来到我们医院求治，还是先看的中医内科，但吃不了中药，一吃就吐，再后来才到了针灸科。

我们针灸科的门诊在二楼，而我在一楼就能听到他十分响亮的呃逆声。我当时就想，呃逆声音这么洪亮，这位病人一定是属于实症了。我们也可以自己判断，如果呃逆的声音很洪亮、很高亢，而且病人的身体也很棒，那我们就可以判断病人是属于实症的呃逆；相反的，假如说呃逆的是个癌症晚期的病人，或者是中风后遗症，抑或是尿毒症的病人，那么他们的呃逆就是属于虚症的。这类虚证的呃逆有什么共同的特点呢？这类病人的呃逆几乎听不到声音，我们只看到他有呃逆造成的身体振动，却听不到什么声音。按照中医古籍的记载和现在的临床观察，可以判断这种虚证的呃逆就属于病情危重的表现了。

我们还是言归正传，那位军人来找我看病时，呃逆已经是连续第11天了。我看那位军人武大三粗、身强力壮的，而且呃逆声音很洪亮，就判断他的呃逆是属于实证。于是，"该出手时就出手"，我就用拇指重力按压他的翳风穴。不到一分钟，奇迹出现了，那位军人的呃逆终于停止了，当天晚上就又能正常参加演出。

听了这个病例，大家一定很好奇：这个能让呃逆手到病除的翳风穴究竟在什么地方？要怎样用它来治疗呃逆呢？接下来我就给大家介绍一下翳风穴。其实，翳风穴很好找，就在我们耳垂后面的凹陷中。我们自己可以摸一下，耳垂后有一个突起的高骨（耳后乳突），耳后乳突与下颌骨之间有一个凹陷，就是翳风穴所在（图9-5）。

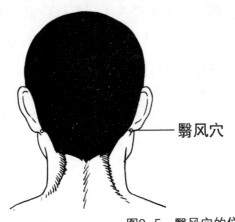

翳风穴

翳风穴在耳后乳突与
下颌骨间的凹陷处。

图9-5 翳风穴的位置

翳风穴是三焦经上的穴位，它能够疏通三焦之气，而胃是三焦的一个中心环节，中间的枢纽不通了，那么上下气机自然也就不通顺了。

我们一般采取重力指压法来刺激翳风穴，让患者采取坐位。如果施术者站在患者身后，就用拇指按压，其余四指托住患者的下巴；如果施术者站在患者的前面，则用中指按压，拇指托住患者的下巴；如果是患者自己按压翳风穴，最好也用中指按压，这样比较顺手，用得上劲。按压的力度和时间要因人而异，只要止住呃逆，就可以停止按压了。

治疗呃逆的小偏方

治疗呃逆，民间也还有一些行之有效的小方法。第一种方法是，在患者正呃逆的时候，其他人可以趁其不备在他背后大吼一声，或者突然拍他一巴掌，让他受到惊吓，呃逆可能就会止住了。第二种方法是，像过愚人节一样，对患者编造一个足以使他感到惊恐的谎言，但要注意把握分寸，既要给他惊吓，又不能太过。第三个方法是弯腰喝水法，就是让患者喝上一大口水，紧紧地屏住呼吸，把腰尽量地弯下去，同时把脖子仰起来，然后突然把含在嘴里的水一下子吞进去

还有一个治疗呃逆的方法是按压眼球。嘱患者闭上眼睛，然后自己按压眼球，注意力度不能太重，在自己耐受的情况下按压。有人可能会说按压眼球会感觉到胀痛不适，受不了。那我就再教大家按压自己的眉头来止住呃逆。我们的眉头有个穴位叫"攒竹"穴，就在我们的两个眉头处，这个穴位是治疗呃逆很有效的一个穴（图9-6）。我们可以用自己的中指指端按压眉头的攒竹穴，力量要重一些，重力按压后坚持住1～2分钟再松开，反复操作，直到呃逆停止即可。

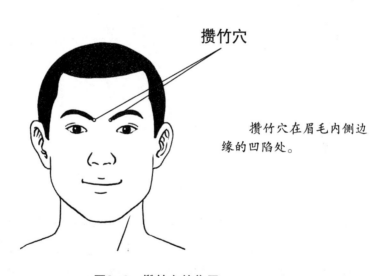

攒竹穴

攒竹穴在眉毛内侧边缘的凹陷处。

图9-6　攒竹穴的位置

第十章
胃痛并非一定要吃止痛药

> **选穴**：饮食所伤取中脘穴、梁门穴、足三里，脾胃虚寒加脾俞穴、胃俞穴，肝气犯胃加期门穴、太冲穴，急性胃痛取至阳穴、筋缩穴、梁丘穴。
>
> **自疗方法**：①中脘穴、梁门穴：虚寒性胃痛艾灸3分钟左右，也可拔罐；实热性胃痛用皮肤针敲打，先中脘穴，后梁门穴，每穴至少200下；胃痛都可按揉这两个穴位，每次2~3分钟。②足三里穴：按揉或捶打，或皮肤针敲打，虚寒性胃痛用艾灸法。③脾俞穴、胃俞穴：虚寒性胃痛艾灸3~5分钟，或按摩及热敷。④期门穴：指压、按摩法或拔罐法，按揉时的力度要稍微轻一些，也可用手掌顺着期门穴所在肋间隙摩擦，拔罐可以顺着肋间隙实施推罐法。⑤太冲穴：手指按揉，力度稍大，每个穴按3~5分钟，两脚交替按揉。⑥至阳穴、筋缩穴、梁丘穴：重力点压、按揉1~2分钟，或用皮肤针重力敲打。

胃痛的分型

引起胃痛的原因可谓多种多样，但是按照中医理论讲，大体可以把胃痛的病因总结为三类——饮食所伤、肝气犯胃和脾胃虚寒。

胃是管吃东西的，所以说造成胃痛最直接、最主要的原因就是饮食不节（饮食没有节制、暴饮暴食，食物不干净、不卫生），而且发病急骤，胃痛剧烈。判断自己是否属于饮食所伤，就是想想自己近期是否有暴饮暴食的情况，比如说自己过食大量生冷或油腻的饭菜，打嗝或嗳气都有食物发酵的酸臭味，偏急性胃炎的兼有恶心呕吐，偏急性肠炎的兼有腹泻。为什么呢？因为你吃了那么多东西，伤害了胃肠道，机体总要把它们排出去呀！这是人体的一种自我防护，不是从上吐出来，就是从下拉出去。只要有以上情况，很明显你就是属于饮食所伤引起的胃痛了。

除了饮食伤胃，情志因素也是引起胃痛的主要原因之一，特别是生气，很容易引起胃脘部胀痛。女同志最容易因为生气而胃痛，我们经常可以听到女同志讲这样的话："气都气饱了"，可见生气与胃的关系很密切。中医讲肝属木，脾胃属土，五行中木克土，所以肝气旺就会犯脾胃。判断自己是不是肝郁犯胃，只要想想自己是否跟同事、同家人生过气，抑或是夫妻之间闹别扭。总而言之，跟情绪有关的胃痛都是属于肝气犯胃型。肝气犯胃型胃痛还有两个显著的特点：一是胃痛的同时，还出现两侧肋骨胀痛的现象，女同志还会连及乳房胀痛；二是喜欢出长气，中医叫"善太息"，叹长气后一般会感到胃痛、胁肋胀痛会有不同程度的减轻。

胃痛的第三类病因是脾胃虚寒，这类胃痛大多是因为体质素来虚弱，特别是脾胃功能虚弱，又喜欢吃凉的食物、喝冷饮；或者以往得了胃病后没有采取及时正确的治疗，迁延日久就变成了慢性脾胃病，久而久之，就转为脾胃虚寒证了。可见，脾胃虚寒型的胃痛一般病程都比较长，而且喜暖、喜按，因为中医讲"虚则喜按，虚则喜暖"。寒型的胃痛属于隐隐作痛，不是很剧烈，如果用热水袋敷在胃的位置，会感觉胃痛有所缓解。具备以上条件的胃痛，我们就可以判断为脾胃虚寒型胃痛。

饮食所伤型和肝郁犯胃型都属于实证，脾胃虚寒型则是属于虚证。希望有胃痛的朋友，根据自己的情况判断一下自己是属于哪类胃痛，因为穴位保健也是要对号入座、有的放矢的。证型不同，即使用同一穴位，但是操作方法也是不同的。

饮食所伤型胃痛的穴位治疗

中医称胃所在的位置为胃脘部，也就是上腹部中间略靠左一点的位置。治疗胃痛的首选穴位——中脘穴，就在胃脘部附近。

中脘穴如何找呢？我们的胸骨下面有个小的剑突，胸骨与剑突交界的地方叫"胸剑结合"，也就是相当于我们俗话说的"心口窝"的位置。胸剑结合与肚脐眼连线的中点就是中脘穴，也就是在肚脐眼上4寸的位置（图10-1）。刺激中脘穴能够疏通胃脘局部的经脉之气，中医讲"通则不通"，那么，胃肠腑气通了，"通则不痛"，胃痛也就会得到缓解了。

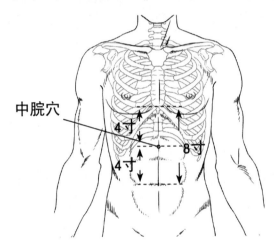

中脘穴

4寸

8寸

4寸

胸剑结合到肚脐的连线是8寸，中脘穴就在两者连线的中点处。

图10-1　中脘穴的位置

中脘穴的两边各2寸还有梁门穴（图10-2）。针灸学规定，乳头的垂直线与前正中线的距离是4寸，那么，2寸正好就是其中点。梁门穴能够辅助中脘穴通调腑气，对于治疗恶心、呕吐、胃胀、胃痛、胃溃疡等都病症很有疗效。

胃痛也有寒热之分，所以治疗时，要先分清胃痛的性质，然后选择合适的治疗方法。如果是因为喝了大量的冷饮，或者睡觉时吹电扇，没有盖肚子引起的胃痛，那我们最好是用艾条灸法、艾灸盒灸或拔火罐法来治疗。点燃艾条以后，在中脘和梁门穴上来回施灸，一般每个穴位灸3分钟左右就可以了。如果灸一会儿患者就感觉很烫了，皮肤也发红了，那就要赶快把艾条拿开，等几秒钟再接着灸。因为中脘穴和梁门穴是在同一水平线上的，所以可以一个一个灸，也可以做循环灸。灸的范围要大一点，使整个胃脘部都有温热的感觉，不要灸起泡就可以了。如果使用艾灸盒，可以同时覆盖中脘和梁门这两个穴位。拔火罐可以采用推罐法。

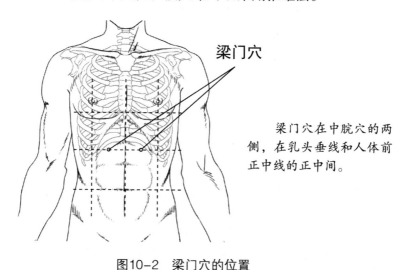

梁门穴

梁门穴在中脘穴的两侧，在乳头垂线和人体前正中线的正中间。

图10-2　梁门穴的位置

　　如果说胃痛是实热性的，比如患者胃中有灼热嘈杂之感，同时还伴有口干舌燥、大便干、小便黄等症状，那就是属于热象，就不能用艾灸疗法，而应该用皮肤针敲打穴位。一般是先敲打正中间的中脘穴，再敲中脘穴两边的梁门穴，可以敲出点血。敲的速度要快一些，每个穴至少敲200下。

　　不管是虚寒性胃痛，还是实热性胃痛，都可以用自己的手来按揉中脘和梁门。可以用示指、中指、无名指来按揉穴位，也可以两个手重合叠加在一起，用手掌来按揉穴位。因为中脘和梁门在同一个水平面上，所以也可以用手掌左右的搓擦这两个穴位，每次搓2～3分钟就可以了。

　　治疗胃痛还有一个最为常用的主穴，那就是外膝眼正中下3寸的足三里。足三里在我们小腿的外侧，我们要先找到外膝眼，足三里穴就在外膝眼下3寸，距胫骨前嵴1横指。取穴时，由外膝眼向下量4横指，然后再从胫骨往外侧量出1横指，即是足三里穴（图10-3）。如果是有病变的人按压这个位置时会有点酸胀的感觉。

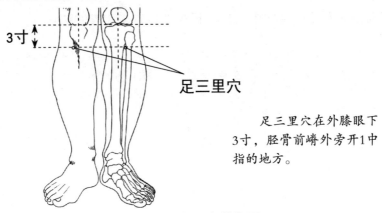

3寸

足三里穴

足三里穴在外膝眼下
3寸，胫骨前嵴外旁开1中
指的地方。

图10-3　足三里穴的位置

足三里为什么能治疗胃痛呢？首先是因为足三里本来就是胃经上的穴位。胃经的循行是从头走到脚的，而四肢肘膝关节以下的穴位是治疗脏腑疾病效果最好的穴位。足三里被列为胃经的第一要穴，重要到什么程度呢？针灸医学上有一个口诀叫做"肚腹三里留"，这里的"肚腹"是指包括胃、脾、大肠、小肠、肝、胆、胰腺在内的整个消化系统的疾病。

"留"是什么意思呢？就是说在足三里这个穴位上的刺激时间要长一点。如果是扎针，留针时间要长些；如果是按摩，那操作的时间也要长一点。可见，所有消化系统的疾病都可以用足三里来治疗。其实，足三里不光是胃经的第一要穴，也是我们全身的第一要穴，它不光能治疗以脾胃为代表的一系列病症，也能强身健体，延年益寿。

足三里的刺激方式，可以用拇指或者中指按揉，也可以用拳头捶打，当然还可以用皮肤针敲打，更可以用艾灸法。如果是素体比较虚弱的人，想通过足三里来强身健体、延年益寿，那么灸法是最好的保健强身法。如果是想通过足三里来治疗胃部疾病，脾胃虚寒者用灸法最好，肝气犯胃或饮食所伤引起的，最好还是选用指压、按摩或皮肤针叩刺。

脾胃虚寒型胃痛的穴位加减

以上讲的几个穴位，治疗饮食所伤型的胃痛就已经足够了。但是，如果是脾胃虚寒型的胃痛，除了应该取以上几个穴位之外，还应该用艾条灸脾俞和胃俞这两个背俞穴。脾胃虚寒型病人的胃痛，多半是受凉或是吃了冷的食物而诱发的，一般多见于老年人，或者患有慢性胃病的人。胃痛不是很剧烈，而是隐隐作痛，用手按或是用热东西捂一下胃脘部时，疼痛会有所缓解。所以脾胃虚寒型的胃痛，用艾条灸脾俞和胃俞效果会非常好。

脾俞穴在我们的背部，就在第11胸椎下旁开1.5寸的位置（图10-4）。直接找第11胸椎棘突下，不太好找，我们还是先找到第7胸椎，即两侧肩胛下角的水平连线与脊柱的交点是第7胸椎。我们从第7胸椎往下推，一直推到第11胸椎下的凹陷，再向旁开1.5寸的位置。针灸学规定肩胛骨的内缘到我们胸椎的距离是3寸，我们取这段距离的一半就是1.5寸。这样我们就可以找到脾俞穴了。

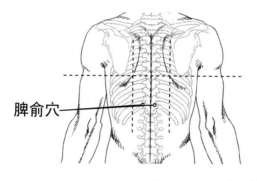

脾俞穴

两侧肩胛下角的水品线正好位于第7胸椎水平，向下数到第11胸椎，旁开1.5寸，即脾俞穴的位置。

图10-4 脾俞穴的位置

其实，我们也不必担心穴位是否精准，因为灸法对穴位的精确度要求不是很高。我们艾灸时并不是只能灸那一个点，我们可以灸穴位所在的一片。

胃俞在第12胸椎棘突下，旁开1.5寸的位置（图10-5）。找到了脾俞，我们就很容易找到胃俞了，胃俞就在脾俞往下一个椎体的地方。

我们可以用艾条分别灸脾俞、胃俞，每个穴位灸3～5分钟，更可以使用艾灸盒一起温灸。中医有个治疗原则叫"寒则热之，虚则补之"，所以脾俞和胃俞除了可以用艾条灸，拔火罐也能收到同样的效果。还可以先把手掌搓热了，然后轻轻地用手掌给患者按摩，或者用热水袋敷到穴位所在的位置。只要让患者感到温热，就能达到治疗效果。

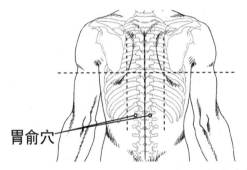

两侧肩胛下角的水品线正好位于第7胸椎水平，向下数到第12胸椎，旁开1.5寸，即胃俞穴的位置。

胃俞穴

图10-5　胃俞穴的位置

肝气犯胃型胃痛的穴位加减

我们已经讲过，饮食所伤型胃痛用中脘、梁门、足三里等主穴就够了，脾胃虚寒型的可以加用背部的脾俞和胃俞穴。那么，肝气犯胃型的胃痛要加用哪些穴位呢？肝气犯胃型的胃痛可以加用期门穴和太冲穴。

期门穴在哪儿呢？它在我们的胸肋部，乳头直下第6肋间隙（图10-6）。这个穴位，在男同志身上比较好找，乳头所在的是大约第4肋间隙的位置，我们再往下摸2个肋间隙就是第6肋间隙。期门穴是肝经经脉上离肝脏最近的穴，是个疏肝理气的好穴。

期门穴后面有很重要的脏器，所以我们一般不用针刺法，灸法也较少应用。一般采用指压、按摩法或拔罐法，按揉时的力度要稍微轻一些，因为期门穴附近有肋骨，否则病人会感到不舒服。除了用手指按揉，我们还可以用手掌顺着期门穴所在的肋间隙摩擦，两边都要摩擦；拔罐可以顺着肋间隙实施推罐法。当然，还可以用皮肤针叩刺期门穴。把皮肤针先消毒后，顺着期门所在的肋间隙，从内向外地叩刺，力度不要很大。肝气犯胃型的胃痛患者，除了会胃痛，还会出现两侧斜肋胀疼，女士会出现乳房胀痛，但是刺激期门穴后，这些症状会很快得到缓解。

太冲穴在我们的脚背上足大趾与第2趾之间趾缝后1.5寸左右的地方（图10-7）。容易生气的人，一掐这个穴位会感觉特别疼。太冲穴是肝经的原穴，它的主要作用就是疏肝养肝，所以对于肝气犯胃型胃痛也有很好的治疗作用。

乳头约在第4肋间隙，竖直向下摸两个肋间隙，就是期门穴的位置。

太冲穴在脚背足大趾与第2趾之间趾缝后1.5寸处。

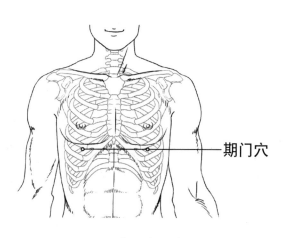

期门穴

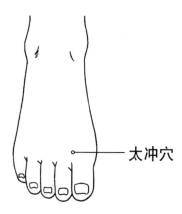

太冲穴

图10-6　期门穴的位置　　　　图10-7　太冲穴的位置

我们最好用手指按揉太冲穴，力度可以稍大一些。每个穴按揉3~5分钟，两个脚上的太冲穴交替着按揉。

急性胃痛的穴位治疗

有人可能会有疑问，如果有人发生急性胃痛，仅仅按揉身上的穴位能迅速止痛么？我给大家举个真实的例子，让大家明白按揉穴位治疗急性胃痛并不比吃止痛药慢。

我在上大学的时候，有一天正上推拿课，班上有一个同学突然胃痛。当时老师就跟我们说："同学们，不要慌，这位同学是得了急性胃痉挛，我来给他做推拿治疗，也正好让你们利用这个机会学学怎样用穴位治疗胃痉挛。"当时，那位推拿课老师就是用手按压了背部的至阳（第7胸椎下凹陷中）和筋缩（第9胸椎下凹陷中）两个穴位，那位同学的胃痛当时就缓解了，真可谓是"指到病除"。

老师紧接着又告诉我们正确取至阳穴和筋缩穴的方法：至阳穴在第7胸椎下，正好与两侧肩胛下角的水平连线平齐；如果肩胛骨突起不明显，就让患者把胳膊反背到身后，这样肩胛骨会突出些，摸到肩胛骨最下面的那个角，然后用一条水平线将两边的肩胛下角连起来，连线通过的脊椎的地方就是第7胸椎下的至阳穴（图10-8）。

筋缩穴在第9胸椎下，也就是至阳穴再往下2个椎体的下面（图10-8）。按压至阳和筋缩治疗急性胃痉挛，一般每穴只需按压一两分钟，就能使患者的胃痛得到明显的缓解。刚开始按的时候用力要重，等胃痛有所缓解之后，再慢慢按揉，直到胃痛完全消失为止。

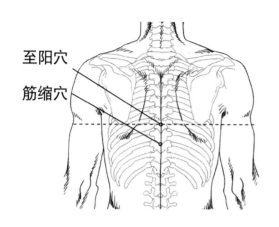

至阳穴

筋缩穴

两侧肩胛下角的连线与第7胸椎水平一致，这条连线与人体后正中线的交点，就是至阳穴的位置。

至阳穴向下数2个椎体，就是筋缩穴的位置。

图10-8　至阳穴、筋缩穴的位置

接下来，我再给大家介绍我在吉林医科大学进修的时候亲自治疗的一个急性胃痉挛的病例。有一次上针灸门诊，一位中年人背着一个十几岁的小女孩来看病。当时那个女孩哭得很厉害，一问情况才知道，那个女孩早晨吃饱饭后，因为赶时间，就跑着赶往学校。后来正在上课的时候，小女生突然胃痛得非常厉害，老师就赶紧把她背到学校对面的医院来了。本来我想给那个小女孩针腹部中脘穴的，但是她痛得弯腰曲背，而且还哭着喊着不愿意扎针。我只能在她腿上的梁丘和足三里穴上扎了两针，没想到小女生马上破涕为笑了，说："叔叔，不疼了，不疼了。"这个病例说明，梁丘穴确实是治疗急性胃痛很有效的穴位，我们治疗急性胃痛时，可以不选中脘穴和足三里，但是一定要用梁丘穴。

那么，这个神奇的梁丘穴在哪里呢？梁丘穴就在膝关节髌骨外上缘上2寸的地方（图10-7）。我教给大家一个寻找梁丘穴的简便方法：面对患者，把自己的一只手的手心交叉放在患者对侧膝盖上，虎口朝上，拇指在膝盖的外上方，其余四指自然分开，在这种状态下，拇指尖所抵达之处即是梁丘穴。

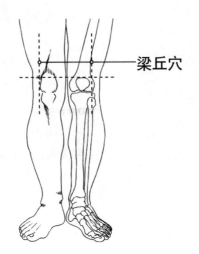

梁丘穴在膝关节髌骨
外上缘上2寸处。

图10-7　梁丘穴的位置

梁丘穴是胃经中专门用来治疗急性胃痛的穴位，当胃痛发作时，最好是用拇指或中指往肌肉深层重力按压，还可以用旋揉法，一般重力点压、按揉1～2分钟就可以了。此外，还可以用皮肤针重力敲打，艾灸就不必使用了。

·王教授提醒·

根据自己的临床体会，遇到急性胃痛，梁丘、至阳和筋缩这3个穴往往用其中的一个就可以缓解胃痛了，没有必要全部用上，但要注意按压穴位时的力度一定要大一些。如果是用皮肤针敲打的话，敲打的力度一定要重一些，即使敲出点血来也没有关系。

第十一章
"看人下手"治腹痛

> **选穴**：腹部取神阙穴、中脘穴、天枢穴，腿部取足三里穴。
> **自疗方法**：①神阙穴：点压、按揉，艾灸法最好用隔姜灸、隔盐灸，也可热敷或拔罐。②中脘穴、天枢穴：受凉引起的腹痛用艾条灸，每个穴每次灸5～10分钟；腹部胀痛宜用皮肤针敲打，每次100～200下，至局部皮肤发红。③足三里穴：拇指按压，也可用中指按揉，还可用拳头捶打或用皮肤针敲打，每次50～100下；虚寒型腹痛可艾灸。

分清病因治腹痛

中医治病是讲究辨证论治、区别对待的，就是说在治疗疾病之前，要先分析病因，然后根据不同的证型选择不同的治疗方法。用穴位治疗腹痛前，我们首先要排除外科疾病引起的腹痛，比如说急性阑尾炎、胆结石、胆道蛔虫症、肠穿孔等引起的腹痛。也就是说，我们在用穴位治疗腹痛时，必须要看人下手，先排除外科疾病引起的腹痛，如此才不至于耽误病情，也能有的放矢，手到病除治腹痛。

我们自己如何判断是否是外科疾病引起的腹痛呢？最简便的方法就是摸肚子。凡是急性外科疾病引起的腹痛，患者的腹壁都是紧张的，摸起来硬硬的，用手按时会感觉肚子像一块板，医学名词形容叫"板状腹"，是急腹症的主要表现。另外，当我们用手重按腹部，然后突然把手松开，病人会感到被按压的地方更痛了，这种情况叫"反跳痛"。反跳痛也是外科疾病引起的腹痛的一种重要标志，这时我们就不能用穴位疗法来治疗了。

除了外科的急腹症以外，有两种常见原因引起的腹痛是很适合用穴位保健治疗的。一种是饮食所伤，有些人喜欢暴饮暴食，吃大量肥甘厚味，而且饮酒。脾胃虚弱的人就很容易导致胃肠受伤，出现腹痛、拉肚子等症状。第二种情况就是腹部感受寒邪引起的腹痛，比如经常大量喝冷饮，或者睡觉的时候没盖好肚子，导致腹部受凉。因为腹部属阴，所以很容易感受寒邪。

有些人，特别是年轻人，常常仗着自己年轻、身体好，或说工作忙，没时间，把一般胃肠病当做无足轻重的小毛病，不及时地治疗。时间久了，饮食所伤和腹部受寒这两种情况就会反复出现，形成肠道的慢性虚寒证。一旦虚寒证形成了，以后就会稍微受一点儿风寒，或多吃一点儿凉东西，或喝一点儿冷饮的话，腹痛就会很快发作。

以上两种腹痛有个特点，就是患者的肚子摸起来是软软的，找不到一个很明显的压痛点，更没有反跳痛，患者还喜欢用手按揉，或者用热水袋敷。这种情况我们就可以用穴位保健来治疗了。

治疗腹痛的腹部选穴

腹部常用的治疗腹痛的穴位有神阙、中脘、天枢这三个穴位。

神阙穴其实就是我们肚脐眼的正中点。脐带是将胎儿跟母亲紧密联系在一起的重要结构，在胎儿还没有离开母体的时候，就是靠脐带来输送营养物质的。婴儿离开母体以后，虽然能够独立地生活了，但是脐带仍然是人体很重要的一个组织部位。神阙穴正好是位于腹部中央，中焦与下焦的交界处，所以它是一个连接人体中焦脾胃和下焦大肠、小肠的枢纽，也是治疗腹痛的有效穴位。

神阙治腹痛，偏于虚寒证，所以，除了用手点压、按揉以外，主要是用艾灸法来熏烤，最好是用隔姜灸、隔盐灸。如果不用艾灸法，也可以拔火罐，或者将热水袋放在肚脐上，也能起到很好的治疗效果。神阙穴不方便消毒，所以，一般不用皮肤针叩刺，这点大家要注意。

中脘穴的作用是通调腑气，因为中脘穴正好在我们的胃脘部，它跟胃的关系最为密切，腑气一通，则通则不痛，腹痛自然也就好了。中脘穴如何找呢？胸骨下面有个小的剑突，胸骨与剑突的衔接处叫"胸剑结合"（俗话说的"心口窝"位置），心口窝与肚脐连线的中点就是中脘穴了。（图11-1）

天枢穴在肚脐旁2寸的位置（前正中线到乳头的垂直线是4寸，取其一半的宽度即是，图11-1）。虽是胃经穴，却主治大肠病，是腹部的要穴。我们可以把天枢看成是大肠疾病的一个反应点。疾病的反应点，同时也是疾病的有效治疗点，当人们患阑尾炎、痢疾、便秘、痔疮、脱肛等大肠、直肠的病变时，天枢穴都会有压痛。所以，我们也可以用天枢穴来治疗腹痛。

治疗一般的腹痛，可以用拇指按揉中脘和天枢这两个穴，也可以用掌根按揉。如果是肚子受寒出现的腹痛，我们一定要把手先搓热，然后用掌跟按揉天枢。

如果说是因为受凉了或者吃多了冷东西引起的腹痛，我们最好是用灸法或拔火罐来刺激中脘和天枢，可以用艾条灸，每个穴每次灸5~10分钟。如果患者是因为吃东西太多，肚子胀痛，而且还拉肚子，那我们就用皮肤针敲打中脘和天枢，每次敲打100~200下，敲到穴位局部的皮肤发红就可以了。

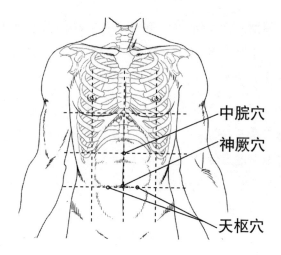

神阙穴就在肚脐的位置；左右旁开2寸，就是天枢穴；向上4寸，是中脘穴。

中脘穴

神厥穴

天枢穴

图11-1　神厥穴、中脘穴、天枢穴的位置

腹痛的腿部选穴

腿上用来治疗腹痛的穴位很多，其中最主要的是足三里。

有人可能会有疑问：这肚子疼痛怎么会用腿上的穴位来治疗呢？这是因为人体的经脉是循行全身的，而胃经是从头走到脚的，在腹部就要经过胃脘部。足三里是胃经在下肢的主穴，直接与胃相连，它的主要治疗作用就在于治疗包括胃、脾、大肠、小肠、肝、胆、胰腺在内的各种消化道病症，故针灸学中自古就有"肚腹三里留"的经验总结。这里所说的"肚腹"是重叠句，就是泛指一切消化系统疾病。足三里治疗腹痛，还是在于它的调和脾胃、通调腑气功效。腑气得通，腹痛自除。所以临床上常用足三里来治疗各种各样的消化系统疾病，虚实都可以取用。

足三里在外膝眼正中点直下3寸、胫骨前嵴外侧旁开一中指宽（图11-2）。如果是有消化系统病变的人，按压这个位置时，一般会有明显的压痛。

我们可以在足三里用拇指按压法，也可以用中指按揉法，还可以用拳

头捶打法或用皮肤针敲打，少则每次敲打五六十次，多则一两百次，具体次数可以根据患者的病情和体质来决定。如果是虚寒型的腹痛，还可以用艾条来灸足三里穴。有的患者特别敏感，刺激一会儿足三里他的肚子就会咕咕作响，就是穴位已经发挥治疗作用了。

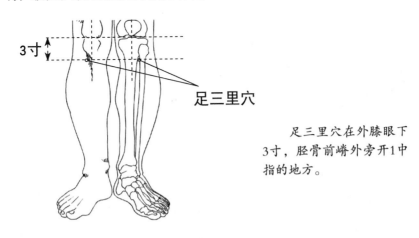

图11-2　足三里穴的位置

吃出来的腹痛

有一次，我在针灸门诊上遇到一个中年女性带着她正在剧烈腹痛的孩子来看病，那孩子大约六七岁。我问病史的时候，那位年轻的妈妈说，孩子昨天过生日，于是她给孩子做了很多孩子从小就喜欢吃的美味佳肴。吃晚饭的时候，孩子简直就是风扫残云，狼吞虎咽，结果吃撑了。饭后刚开始的几个小时孩子还没事，只是感觉到撑得难受，睡到半夜时突然就肚子疼起来了，还兼有上吐下泻。我想这显然是暴饮暴食伤及胃肠，于是我就给孩子顺时针按揉了中脘穴，针刺了足三里，每个穴位15分钟左右，孩子的腹痛很快就好了。

· 王教授提醒 ·

中医最早的经典《黄帝内经》中有这样一句话"饮食自倍，肠胃乃伤"，就是说吃的东西超过正常饭量的好几倍，就会伤及胃肠。所以，我想提醒读者朋友们，一定不要暴饮暴食。特别是做家长的读者们要记住，一定不能让小孩一次吃过多好吃的东西。现在美味的食物太多了，不能任由孩子一次吃个够，让孩子从小就养成饮食有节、少吃多餐、呵护胃肠的好习惯。

治腹痛不如防腹痛

前面我已经说过，受凉和暴饮暴食都会伤及胃肠道从而引起腹痛，那么我们在日常生活中，特别是治疗期间，就要注意腹部的保暖和饮食的节制。中医分析腹痛的原因时，会有饮食不节这个病因。中医讲的"饮食不节"其实有两层含义，一是指吃东西没有节制，二是指吃的东西不清洁、不卫生。大家平时注意做到饮食有节，腹痛发生的几率就会大大降低了。

治疗腹痛还有一些小食疗经验，我在这里跟大家分享一下。烤焦的馒头（面包）有助于消化，暴饮暴食引起的腹痛患者，可以用烤焦的馒头（或者是面包）来帮助消化。把馒头（面包）切成片，烤焦以后碾成粉末，再加一点白糖，每天吃2～3次，每次吃1～2勺，这样有利于胃肠功能的改进，腹痛也会减少。

第二个小经验，就是用一定量的生姜或者干姜煎水喝。生姜一般用10克，如果用干姜就用5克，因为干姜发散的力量要大一些。用姜熬水后，再加点红糖服下，适用于虚寒性腹痛的患者，胃肠虚寒的朋友们不妨试一试。

第十二章
腹泻虽同治不同

> **选穴**：中脘穴、天枢穴、足三里穴，五更泄取关元穴、气海穴、肾俞穴、命门穴。
>
> **自疗方法**：①中脘穴：点揉，或掌根摩揉。虚寒性腹泻用隔物灸，或拔火罐；实证腹泻用皮肤针敲打至皮肤发红。②天枢穴：急性腹泻用指压或掌摩，也可用皮肤针敲打；慢性腹泻用灸法、拔火罐，或者热敷。③足三里穴：急性腹泻用点压、按揉，或捶打、艾灸法、皮肤针叩刺；慢性腹泄用艾灸法、指压按揉法，每次每侧穴位3~5分钟，每日2次。④关元穴、气海穴、肾俞穴、命门穴：隔附子饼灸，每个穴位灸5壮（个）左右，每日1~2次。或将双手搓热，叠掌按揉气海、关元，全掌横向搓擦命门和肾俞的水平线，或者直向搓擦两侧肾俞穴，每个部位5分钟。

❖ 治疗腹泻需对症下药

每个人都可能会有腹泻的经历，吃多了东西，或者肚子受了凉，都有可能引起腹泻。虽然大家都出现过腹泻，但是我们必须明白一点，就是腹泻也是分很多类型的，症状虽然都是腹泻，但是病因不同，涉及的脏腑不同，治法也就有所不同。

中医将腹泻分为急性和慢性两种。急性腹泻用"泻"字表示，发病很急，气势磅礴、一泻千里。一般都是因为暴饮暴食、进食不洁，或吃了生冷的食物，或者是肚子感受寒邪引起的。急性腹泻表现为大便次数明显增多，而且伴有肠鸣，肚子胀痛，大便清稀甚至水样便，夹杂着大量没有（完全）消化的食物。如果不及时、正确地治疗，或者腹泻反复发作，时间久了，最后就可能会导致慢性腹泄。腹泻时间长了，人的身体就会变得很虚弱。

慢性腹泄用"泄"字表达，多是由急性腹泻演变而来，一般病势比较缓慢，腹痛、腹泻的程度都比较轻，大便次数较急性腹泻少，以清稀软便为主。

慢性腹泄与脾和肾的关系最为密切，脾气不足、脾阳虚；情志不调，肝木克伐脾土；或者肾阳亏虚都会引起慢性腹泄。

有一种老年人容易犯的慢性腹泄——"五更泄"，顾名思义，是说好发生于清晨五点钟左右的腹泻。患者每天清晨五点左右就会感到腹部隐隐作痛，肠鸣音亢进，患者就必须起床上厕所，大便后肚子痛就会好了。五更泄非常影响老年人的健康，清晨五点钟左右，正是人们好睡的时候，却不得不起来如厕排便。不但影响睡眠，而且长期腹泻会让老人们的身体变得虚弱。

五更泄是由肾阳虚、命门火衰引起的，病位在肾。这种情况如果我们只单纯地治胃肠，虽然也会有一点点效果，但是却不能从根本上根除五更泄，因为没有针对它的本质病因。一定要温肾阳、补益命门真火，才能从根本上治愈五更泄。

素体脾胃虚弱的人也容易发生慢性腹泄。一般这类型的病人是由于脾胃功能差，不能正常运化水谷而引起的。患者还会伴有精神疲乏、食欲不振、少气懒言、面色萎黄、形寒肢冷等症状。

用穴位治疗腹泻时，一定要分清腹泻的类型再治疗。是属于急性腹泻，还是慢性腹泄？如果属于慢性腹泄的话，那么是由脾虚造成的，还是由肾阳虚造成的？只有明确自己腹泻的病因，我们才能做到治疗时有的放矢。

﹟ 治疗腹泻的常用穴

治疗腹泻常用的穴位有中脘、天枢和足三里这三个穴位。根据我的经验，用这三个穴位就能基本上解决腹泻的问题了。我感觉不管是从病的角度，还是从症的角度来讲，穴位按摩都应该是治疗腹泻的首选方法。我们先不要吃药、打针，如果能学会我讲的穴位治疗法，今后治疗腹泻不但会省很多时间，而且还会省很多钱，最主要的是能够治好病，何乐而不为呢？

中脘穴就在胃脘部，心口窝与肚脐连线的中点（脐上4寸，图12-1）。中医很早就认识到了大肠、小肠和胃的关系密切，治胃也能调理六腑的功能。可以说，中脘穴是治疗六腑病的枢纽穴，所以中脘是一个治疗"腑"病的重要穴位。针灸学中谓之"腑会中脘"，意思是说，六腑都同中脘相会，刺激中脘穴，就能解决六腑的病症。

腹泻几乎都会伴有腹痛，我们可以通过按揉中脘穴来通调腑气，可以用拇指或中指点揉中脘穴，也可以用掌根摩揉法。除了可以用以上两种按摩方法，还可以中脘穴为中心来做圆圈式摩腹。但是摩腹时要分清顺时针和逆时针，因为方向不同，治疗作用也各异，甚至作用相反。如果患者是便秘，那么就要顺时针方向摩腹，加快胃肠蠕动，从而促进排便；如果患者是肚子疼痛，一天大便五六次，而且都是水一样的大便，那么我们就要做逆时针摩腹。

如果患者属于虚寒性腹泻，比如是因为感受寒邪，或吃了生冷的食物导致的腹泻，抑或是脾胃虚寒导致的腹泻，那么我们最好是用艾条灸、隔姜灸、艾灸盒灸中脘穴，拔火罐效果也不错。如果患者属于实症的腹泻，那就可以用皮肤针反复地敲打中脘穴。

天枢穴在肚脐眼旁开2寸的地方（图12-1），急性腹泻用指压法或掌摩法，按摩的力度要大一些；也可以用皮肤针敲打天枢穴。如果患者是慢性腹泻，我们最好是用灸法、拔火罐，或者是用热水袋敷到天枢穴上。当然，平时自己轻轻地按揉天枢穴也有一定的治疗作用。

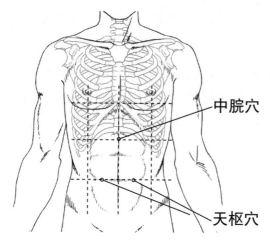

中脘穴

肚脐（神阙穴）左右
旁开2寸，就是天枢穴；
向上4寸，是中脘穴。

天枢穴

图12-1　中脘穴、天枢穴的位置

"肚腹三里留"，止腹泻离不开足三里穴。足三里在我们的外膝眼下3寸的位置，我们可以将自己拇指以外的四个手指并拢，示指关节放在从外膝眼正中，小指在下，往下这样量出来的分寸就是外膝眼下3寸；再摸到小腿前面的胫骨最高点下缘，外侧旁开一横指（中指）宽就是足三里了。急性腹泻采用中指或拇指点压、按揉法，握拳捶打法，艾灸法、皮肤针叩刺都是可行的；慢性腹泄以艾灸法、指压按揉法最为理想。每次每侧穴位按压、艾灸3～5分钟，至局部皮肤发热、发红为止，每日2次。慢性虚寒腹泄，平时应该将艾灸足三里作为主要防治措施，以减少发作，增强体质。

治疗五更泄的常用穴

前面我们已经讲过，五更泄主要是肾阳亏虚、命门火衰造成的，所以我们取穴时，要用一些有温肾助阳的穴位，比如关元、气海、命门和肾俞这四个穴位都有很好的温肾阳的穴位。

关元穴在腹部正中线脐下3寸，也就是脐下4横指的宽度（图12-2），是一个强壮要穴，临床上常用它来温补肾阳。气海在腹部正中线脐下1.5寸，也就是关元与肚脐眼连线的中点（图12-2）。因为关元穴是人体元阴、元阳的交关之所，气海是人体下焦之气（肾气）汇聚的地方，所以这两个穴位都是治疗五更泄的主穴。

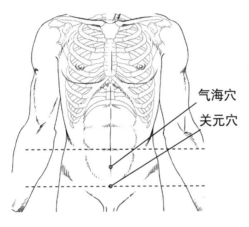

脐下3寸是关元穴。
关元穴与肚脐的中点，是
气海穴。

气海穴

关元穴

图12-2　关元穴、气海穴的位置

中医学认为，两肾之间谓之命（门），它是一个储藏肾阳之火的部位，命门穴就是一个专补肾阳的穴位。我们如何找准命门穴呢？命门穴在第2腰椎下面的凹陷中（图12-3），大约同我们的肋弓下缘或者肚脐的水平线相平齐。如果觉得直接找肋弓下缘或肚脐不太方便，也可以先找到构成盆腔的髂棘，也就是我们平常所说的"胯骨"。两边髂棘的水平连线是通过第4腰椎的，我们便可以从第4腰椎往上推2个腰椎，就能顺利地找到第2腰椎下的命门穴了。而命门穴旁开1.5寸的地方就是肾俞穴（图12-3），肾俞是肾的背俞穴，也有很好的补肾作用。

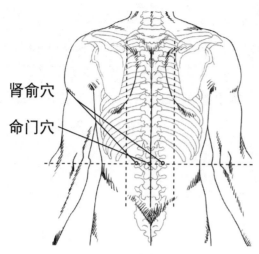

肋弓下缘或肚脐的水平线与第2腰椎相平齐，命门穴就在这条线和人体后正中线的交点。命门穴左右旁开1.5寸，就是肾俞穴。

图12-3　肾俞穴、命门穴的位置

五更泄是肾阳虚导致的腹泻，所以对上述穴位我们最好都用艾灸法，特别是那种"隔附子饼"灸法，针对性更强。把中药附子切片后研为粉末，用生姜汁或蜂蜜调成糊状，做成直径约2厘米、厚薄2～3毫米的小圆饼，用针或牙签穿刺若干小孔，置于穴上，上面再加小艾炷施灸，每个穴位灸5壮（个）左右，每日1～2次。如果没有条件实施艾灸法，就可以将双手搓热。叠加在一起用手掌或掌根按揉气海、关元，全掌横向搓擦命门和肾俞的水平线，或者直向搓擦两侧肾俞穴，每个部位5分钟左右。既可以治疗五更泻，还能起到强身健体、延年益寿的作用。

捏脊治疗小儿腹泻

对于小儿腹泻，我要重点推荐小儿推拿中的"捏脊疗法"。捏脊是利用腰背部脊椎两侧的夹脊穴治疗厌食、纳差、腹泻、消化不良、小儿疳积的一种治疗方法，也是最具特色、疗效最为明显的治疗方法。

具体有二指捏法和三指捏法两种手法。

什么是二指捏法呢？就是让患儿俯卧，裸露其腰背部，然后父母（或做手法的人）用双手拇指、示指（拇指伸直、示指弯曲紧贴拇指）沿患儿背部脊柱从尾骶骨两侧开始，由下而上沿直线向上提捏夹脊穴（先把皮肉拉起来，然后松开，如此一捏一放地向上移动）。注意每次在经过大肠俞（第4腰椎下旁开1.5寸）、胃俞穴（第12胸椎下旁开1.5寸）、脾俞穴（第11胸椎下旁开1.5寸）时，都要停留片刻，并将穴位处的皮肉向上提3～5次，起到重点刺激的作用，一直捏到第7颈椎下大椎穴两侧为止，反复操作3～5遍（图12-4）。

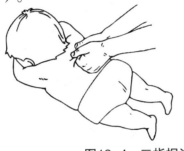

拇指伸直、示指弯曲紧贴拇指，由下而上沿直线向上提捏夹脊穴。

图12-4　二指捏法

三指捏法怎么操作呢？首先让患儿俯卧，裸露其腰背部。做手法的人将双手拇指与示指、中指呈撮捏状，沿患儿背部脊柱从尾骶骨两侧开始，由下而上直线向上提捏夹脊穴，每次在经过大肠俞、胃俞、脾俞穴时，也都要停留片刻，并将穴位向上提3～5次，一直捏到第7颈椎下大椎穴两侧为止，反复操作3～5遍（图12-5）。

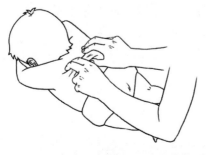

双手拇指与示指、中指呈撮捏状，由下而上沿直线向上提捏夹脊穴。

图12-5　三指捏法

有效止泻才是硬道理

在临床用针灸方法治愈腹泻的实例屡见不鲜。有一年的夏天，我们单位的一位炊事员随同我们一起下乡巡回医疗。那时农村的生活条件比较艰苦，作为炊事员，他就难免"多吃多占"了。有一段时间，他连续好多天腹痛、拉肚子，只愿意吃药，不愿意接受针灸治疗，将近一个星期也没有好。后来因为他要到比较远的集市去买菜，只好硬着头皮让我针灸。我在他肚子上的中脘、天枢穴拔了几个火罐，腿上的足三里扎了两根针，事后他就带着一个学生出发了。神奇的是，他坐车上集市买菜来回大半天时间，竟然没有出现腹痛，也没有再拉肚子。从集市回来他还向我交代，为了"检验"针灸的真实效果，在集市上他还故意给学生买了两个很容易引起腹泻的香瓜，自己也"顺便"品尝了一个。事后他还跟我的学生们说："服了！针灸真的是个好东西，你们要好好学习、掌握它啊。"

让我很不解的是，对于针灸、指压、按摩这么简单易行、安全有效、没有毒副作用的疗法，许多人却不愿意接受。我大学毕业后，曾经在学校附属医院的肿瘤科工作了1年时间。我负责的病人中有一位刚满30岁的县委组织部部长，原来他患了痢疾，不愿意接受针灸治疗，坚持要用当时治疗痢疾的特效药氯霉素，吃了半个月的药，痢疾是治好了，但同时也患上了再生障碍性贫血（这是氯霉素的主要毒副作用之一，可以说是仅次于白血病的血癌）。结果，不到3个月，就葬送了自己年轻的生命和前途。

不知大家想过没有？对于一个胃肠功能本来就不好的人来说，与其选择吃药的方式进一步伤害它，倒不如选择像针灸、穴位按摩、艾灸这些没有毒副作用的外治法来调理它、保护它！

·王教授提醒·

　　饮食有节、生活规律和精神调节对腹泻的康复具有重要意义。急性期要绝对禁食（即所谓"饥饿疗法"），平时饮食要（清）"洁"，更要有"节"（制），定时、定量，不要暴饮暴食。而且胃肠不好的朋友一定要记住，忌食腐败、被污染，以及生冷油腻、辛辣刺激性的食物，以确保我们的"后天之本"（脾）不受伤害，让你永远拥有一个健康的胃。忍一时的口欲，保护好肠胃，才能在以后的岁月里尽享天下美食，充分享受美好的人生！

第十三章
小儿遗尿的福音

选穴：腹部取关元穴、气海穴，背部取肾俞穴、命门穴，腿部取三阴交穴、阴陵泉穴、足三里穴，头部取百会穴、四神聪穴。

自疗方法：①关元穴、气海穴：肾气不足型用指压、按摩和艾灸，膀胱湿热型用指压、按摩、皮肤针叩刺法。每次5～10分钟，每日2次。②肾俞穴：指压、按摩，每次200下左右。艾灸、拔罐、皮肤针叩刺视其体质，少则3～5分钟，多则10分钟。③三阴交穴：指压按摩和艾灸，3～5分钟。④阴陵泉穴：指压按摩和皮肤针叩刺，3～5分钟。⑤足三里穴：艾灸。⑥百会穴、四神聪穴：点压、按揉，也可以连续叩击；或用皮肤针叩刺法；艾灸每次10～15分钟，以能感觉到颅内有温热舒适感为度。

遗尿的诊断标准

　　遗尿就是我们平时说的尿床，医学上规定，3岁以上的孩子经常在睡眠状态下出现尿床才算是病态的。3岁以内的小孩由于大脑皮质的发育还不太健全，对小便的控制能力相对差些，出现尿床现象是很正常的、"合法"的。有的孩子可能白天玩得太疯了，很累，晚上睡觉就会睡得很深；有时因为晚餐吃的稀饭，或睡觉前喝了大量的水，也会偶尔尿床，都不能算是病态遗尿。

　　引起遗尿的原因主要有两个方面：第一是肾虚，第二个是膀胱湿热。以往，医学上总是把遗尿列为小儿科的病症，其实根据引起遗尿的两个原因来看，成年人也会出现遗尿，比如一些肾气、肺气、脾气虚弱的老人，或者是结婚过早、性生活过多造成的肾虚的大人，不经意往往也会在熟睡中尿床。这类虚证遗尿同时还会伴有腰酸腰痛、四肢无力、头晕、耳鸣等症状。孩子遗尿大多是因为在遗传基因的影响下，先天肾精不足，体质虚弱，肾和膀胱对尿液的约束能力低下；膀胱湿热型遗尿往往伴有外阴瘙痒、有潮湿感、小便发黄、睡眠不安、烦躁、说梦话、爱磨牙、梦多，尤其是在膀胱尿液充盈的情况下，爱做四处找厕所的梦，无奈到处都找不到，好不容易找到一个厕所，就痛痛快快地解决问题，谁知却"现场直播"了，小便全尿在床上了。

出现遗尿一定要及时治疗，因为遗尿会进一步伤肾，使肾虚更加严重。小便也是我们人体的水分，长期的呕吐、腹泻都会使人体失水，那么长期不正常的排尿就更会损伤我们体内的水分了。所以，长期遗尿的孩子会面色黄白、精神疲乏、萎靡不振、食欲低下，有的还会降低记忆力，导致学习成绩下降。更为重要的是，遗尿可能会在孩子幼小的心灵上蒙上一层阴影，孩子会感觉到自卑。而穴位治疗遗尿的效果还很不错，而且越早治疗，效果越好。

治疗遗尿的腹部取穴

腹部用来治疗遗尿的主穴位有关元穴和气海穴。

关元穴是治疗遗尿的首选穴，位于腹部正中线脐下3寸。取穴时我们可以用本书前面讲的横指同身寸取穴法，记住一定用本人的手。把示指、中指、无名指和小指并拢，以中指横纹处为标准，这四指的宽度为3寸。也可以选用气海穴，因为气海和关元都是补肾的好穴位。气海就在关元穴和肚脐连线的中点处（也就是脐下1.5寸，图13-1）。气海穴，从它的穴名我们就能体会到，这个穴是我们全身的气（尤其是下焦的肾气）聚集的地方，所以气海是个补气特别好的穴位。病程不长、病情不重的情况下，气海和关元可以轮换交替使用；病程较长、病情较重的情况下，气海和关元应该联合起来配伍应用，以发挥最好的补肾益气、调理膀胱的治疗作用。

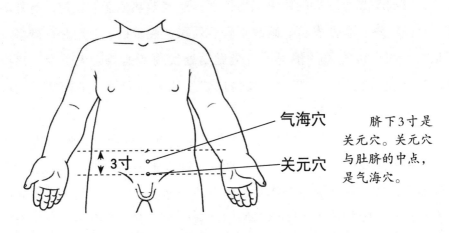

气海穴

关元穴

脐下3寸是关元穴。关元穴与肚脐的中点，是气海穴。

图13-1　关元穴、气海穴的位置

肾气不足型的遗尿，最好用指压按摩法和艾灸法，能更好地鼓舞肾气。如果是膀胱湿热型，则不用灸法了，改为指压按摩、皮肤针叩刺法。每次5～10分钟，每日2次。

治疗遗尿的背部取穴

中医学认为，肾主泌尿，在这一点上中医、西医是统一的。肾对膀胱的气化起着主导作用。所谓气化，实际上就是膀胱对尿液的一种制约能力。所以，针灸治疗遗尿，还需要选用背部的肾俞穴，以求治本。

那么，肾俞穴在哪呢？肾俞穴就在腰部第2腰椎下旁开1.5寸的位置（图13-2）。怎么找呢？首先应该确定第2腰椎，找到两边肋弓下缘的最低点（第12浮肋下缘），从这一肋骨再往下，就是很软的腹部了，然后在两边肋弓的下缘连一条线，这条线经过脊柱的地方就是第2腰椎下。而肩胛骨的内缘到脊柱的距离是3寸，取中点就是旁开1.5寸的位置了。

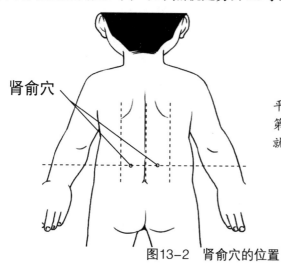

肾俞穴

肋弓下缘或肚脐的水平线与第2腰椎相平齐，第2腰椎左右旁开1.5寸，就是肾俞穴。

图13-2　肾俞穴的位置

肾俞穴如果是自己操作，只能将双手置于后腰部用按揉法和搓擦法，其他操作法如艾灸、拔罐和皮肤针叩刺等就得由家人帮助实施了。指压、按摩一般每次200下左右。艾灸、拔罐、皮肤针叩刺少则3～5分钟，多则10分钟左右。

治疗遗尿的腿部取穴

治疗遗尿的腿部用穴有三阴交、阴陵泉和足三里。三阴交、阴陵泉都是脾经上的穴位，也都是治疗遗尿的主穴。

三阴交是脾、肝、肾三条阴经经脉的交汇穴，故名"三阴交"，有健脾、养肝、补肾的作用。三阴交在小腿内侧、足内踝尖上3寸（四横指宽）、胫骨内侧缘后方（图13-3）。有泌尿、生殖系统疾病的患者，70%左右的人会在三阴交出现压痛，所以说三阴交既能用来治疗这些方面的疾病，也可以用来辅助诊断这些方面的疾病。

　　阴陵泉在膝关节内下方高骨下的凹陷中，简便取穴的方法是：将拇指指腹放在足内踝上方，指尖朝上，顺着胫骨往膝关节方向慢慢地推移，当拇指端被膝关节内下方的高骨堵住了的时候停下来，并用指甲掐一个指印，做一个记号，此处就是阴陵泉穴（图13-4）。

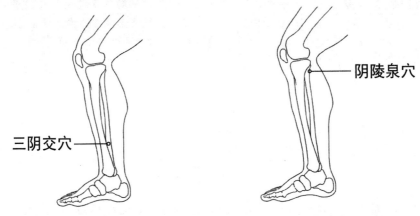

图13-3　三阴交穴的位置　　　图13-4　阴陵泉穴的位置

　　三阴交和阴陵泉在治疗小便方面病症的差别是，如果小便清长、尿液是白色的，就用三阴交；反之，如果小便短少、尿液是黄色的，甚至于呈浓茶色、或带有血尿，就用阴陵泉比较好。因为三阴交偏于健脾化湿，而阴陵泉的清热利湿作用要比三阴交明显一些。既然如此，两穴在操作方法上也有一些区别：三阴交适合指压按摩和艾灸，阴陵泉适宜于指压按摩和皮肤针叩刺。每穴操作3～5分钟为宜。

　　足三里这个穴位，在消化系统疾病中已经出现多次，想必大家都已经是相当熟悉了。穴在外膝眼正中直下3寸，距胫骨前嵴1横指宽（图13-5）。取穴时，先从外膝眼向下量4横指宽，然后再从胫骨最高点向小腿外侧量出1横指（中指）宽，即是足三里穴。

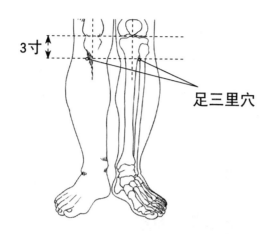

3寸

足三里穴

足三里穴在外膝眼下3寸,胫骨前嵴外旁开1中指的地方。

图13-5　足三里穴的位置

　　为什么足三里穴还有治疗遗尿的作用呢？因为足三里是属于胃经的穴位，胃是负责吃东西、装食物的器官，同脾一起担负着化生气血的责任，胃经也就被针灸学列为是一个多气多血的经脉。所以，足三里也就有补益气血的作用。选用这个穴位是针对遗尿患者整个身体虚弱状况的，因为长期遗尿的患者会有面色苍白、精神疲乏、不想吃饭等情况，按摩刺激足三里就可以让人体各方面的情况得到好转。所以，给那些长期遗尿的患者治疗时，就要加用足三里穴。

　　为了充分发挥足三里补益气血的作用，最好是用各种灸法来刺激足三里穴，艾条灸、麦粒灸、艾灸器都可以。也可以经常用手来按揉或捶打这个穴，既能改善泌尿系统的功能，还能强身健体、益寿延年。

治疗遗尿的头部取穴

　　排尿是受我们的大脑皮质控制的，所以我们头部的个别穴位也有治疗遗尿的功能，比如百会和四神聪穴。

　　百会穴在我们前发际上5寸，离后发际7寸的地方。我们取穴时要低头取，就在我们两个耳尖连线的中点处，这里正好有个不大明显的小小凹陷（图13-6），所以，古代针灸书籍上说此处"可容豆"。当然，用百会穴治疗遗尿，并非一定要强调作用在百会一个穴点上，因为位于百会穴前后左右各1寸的四神聪穴，也能刺激和兴奋大脑皮质的功能，对遗尿产生治疗作用。

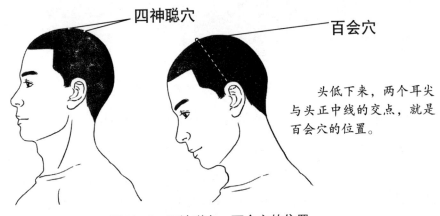

四神聪穴

百会穴

头低下来，两个耳尖与头正中线的交点，就是百会穴的位置。

图13-6　四神聪穴、百会穴的位置

关于百会穴和四神聪的操作，一般将指压、按摩法和皮肤针叩刺法作为首选的操作方法。指压、按摩既可以用拇指或中指点压、按揉，也可以将五指撮成爪形，连续叩击；皮肤针叩刺可以叩刺出血，但是在叩刺之前必须做到先消毒再行叩刺，尽量预防头皮感染。

如果采用灸疗，因为穴处有头发，我们的"防火"意识就要加强。艾条灸时应该注意用手将头发压住，将艾条固定在离头皮2～3厘米的位置进行温和灸或旋灸；艾炷不能直接灸，一般选用隔姜灸法；温灸器灸倒不失为一种安全可行之法，刺激和作用的范围大，可以覆盖以百会为中心的四神聪穴区。每次可灸10～15分钟，以能感觉到颅内有温热舒适感为度。

治遗尿首选穴位保健

这里我给大家讲一个很典型的遗尿家族病例。

30年前我在北非阿尔及利亚援外医疗期间，有一天，一位40多岁的中年妇女带来5个小孩，全是她自己的孩子。这些孩子个个都尿床，只是程度不一样而已，轻的每周尿床3～4次，重的一夜好几次。用西药治疗也没有效果。多年来这位夫人每天都要为这5个孩子洗床单、被子和衣服，感到很无奈。听说中国医疗队的针灸医生能治小儿尿床，她就抱着试试看的心理把几个孩子都带过来治疗。我就用上面说的那些穴位给孩子做了针灸治疗，2天1次（阿尔及利亚是伊斯兰国度，男女不能在一起治疗，只能分开隔日治疗1次）。

通过不到1个月的治疗，除了已经16岁的老大治疗有效、遗尿次数减少外，其余4个孩子都获得痊愈，不再尿床了。孩子的妈妈别提多高兴了！为了感谢中国医疗队，她和丈夫在请我和其他几位医生到她家里做客时，兴奋地说："现在我只给一个偶尔还尿床的孩子洗床单和衣服了，感到非常满足，非常轻松愉快了！"

还有一个治疗遗尿的病例我觉得也很有说服意义：南京电视观众胡女士在看了我的讲座之后，用学到的穴位保健给自己姐姐的孙女（每晚尿床1～2次）治疗遗尿，当天晚上就没有尿床，获得了很好的效果。胡女士打电话给我时兴奋地说，她算是尝到了穴位保健的甜头，很希望能有机会继续学习穴位保健知识，以便今后能更好地为自己的亲友们防病保健。

治遗尿，家长配合很重要

通过上面的两个病实例，我们会发现知道了穴位保健治疗遗尿效果真的是很好的。而且年龄越小，治疗效果就越好。可是我们有的家长明明知道自己的孩子有尿床的毛病，还要隐瞒病情，讳疾忌医。为什么呢？我想大概是因为尿床是带有遗传性质的，就不愿意让别人知道自己的孩子尿床，生怕引起别人误会是不是大人也遗尿床啊？因为这种不必要的爱面子、虚荣心理，到头来却耽误了孩子的治疗，影响了孩子的身体健康，得不偿失啊！

长期遗尿的孩子，除了身体健康受到影响外，心灵上也会有一定的创伤。记得有一部美国电视剧《孤独的长跑者》，反映的就是由于妈妈不能正确对待自己孩子尿床的现实，每天利用孩子快要放学的时候就有意识地将孩子尿过的床单不洗就挂在窗户外面，窗户外面就是学生们放学回家的必经之路，目的就是让孩子的同学、邻居的其他小孩们看到，妄图通过这种极端的方式让孩子改掉尿床的毛病。妈妈的举动，让孩子的精神受到很大的刺激和伤害，经常躲在屋里哭、发呆。后来孩子想了一个办法，就是每次放学的时候就第一个冲出教室，拼命地往家里跑，把妈妈挂的床单收掉。久而久之，这个孩子竟然成了美国的长跑冠军。孩子成了长跑冠军固然是件喜事，但是这个妈妈的所作所为我们却不敢苟同和效仿。

我们在给孩子治疗遗尿期间，家长应从各个方面密切配合治疗，这样治疗效果会更好。首先，白天别让孩子太累了，睡前要让孩子少喝水，而且夜间睡觉时要定时叫醒患儿小便，使其逐渐养成自觉起床排尿的条件反射和良好习惯。其次要注意的是，从小体虚的患儿，家长要注意适当给孩子增加营养。最后，大人要积极、主动鼓励孩子治疗遗尿，不要隐瞒病情；积极鼓励患儿消除自卑感和怕羞心理，树立战胜疾病的信心；切勿嘲笑和歧视他们，避免孩子产生恐惧、紧张和自卑心理。

第十四章
穴位让痛经不再来袭

选穴：主穴取关元穴、三阴交穴，配穴取天枢穴、地机穴、足三里穴。
自疗方法：①关元穴：虚证用手掌按揉、艾灸，或拔火罐；实证用指压点按、皮肤针叩刺。②三阴交穴：虚证用灸法5～10分钟，实证用皮肤针重叩。③天枢穴、地机穴：虚证用手轻轻按揉，或施艾条灸、艾灸器灸；实症需重力按压，以及皮肤针重敲。④足三里穴：虚证用艾条灸，每次5分钟左右；实证用指压法、皮肤针叩刺法。

缘何痛经常来袭

痛经是困扰很多女性朋友的一个普遍问题，它随着月经的周期而出现。虽然每个人痛经的轻重不同，但是都会影响女性的工作、生活和健康。每个人都有自己缓解痛经的方法，有的吃止痛药，有的喝姜糖水，有的干脆就不管不顾、强作欢颜了。但是，女性朋友一定要知道一些关于痛经与女性健康的常识，因为痛经的隐患与女性的健康息息相关。

中医学将痛经分为寒湿闭阻型、气滞血淤型和气血不足型三种情况，前两者属于实证，是因为经脉不通、气血淤阻导致的"不通则痛"；后者属于虚证，则是由于气血供应不足，也就是说子宫失去了润养、经脉空虚导致的"不荣则痛"。因此，对于痛经是需要辨证治疗的。

造成实证痛经的直接原因，大多是女性在日常生活中，特别是经期感受寒凉、淋雨、或涉水。再就是有些女性平时特别爱喝冷饮、吃一些过于寒凉的食物，这种不良的饮食习惯也会导致寒邪内凝，这样就会使寒邪内伏子宫，导致寒湿闭阻性痛经。气滞血淤型痛经多由经期情绪不畅、常常与人争吵、生闷气，肝气郁结，进而气滞血淤，导致痛经。

分清痛经的虚与实

我们已经知道痛经有实证和虚证之分，那么我们如何判断自己是属于实证痛经，还是虚证痛经呢？下面我就给大家详细讲讲判断的方法。

实证的痛经常发生在月经来临之前或者是月经期间。因为是血脉淤阻导致的疼痛，所以随着月经的临近，腹痛就会开始发作，有的甚至在月经前三五天就开始出现小腹疼痛了，并且会连及腰部、胁肋和乳房。疼痛程度比较剧烈，往往随着月经周期的结束而越来越轻，月经结束时，疼痛也就会随之消失。为什么呢？因为气滞血淤导致的痛经，经血的颜色都是偏深红、暗红，甚至紫黑色，而且经常带有血块，这些都是体内的淤血。一旦这些淤血随月经被排出来了，患者的痛经就会消失了。

寒湿闭阻型痛经的女性通常有感受寒凉病史，以及偏食凉性食物的习惯，腹痛较重，且腹部喜欢温暖、热敷，患者会拿个热水袋敷小腹部，得热则减。气滞血淤型痛经的女性疼痛的轻重与情绪好坏密切相关，且痛有定处，拒按，疼痛畅连及胁肋和乳房。

那么，气血不足型虚证痛经女性有哪些表现呢？疼痛一般是出现在月经快结束的时候或结束以后。为什么月经都结束了，还会出现腹痛呢？这是因为虚证痛经的女性本来气血就不足，再加上月经期间又要丢失一部分血液，这就在原有的基础上虚上加虚了，所以身体会因为失养而出现疼痛。从疼痛的程度来说，疼痛明显比较轻，患者只是感觉腹中隐隐作痛，患者喜欢用手按着小腹，有的患者也会拿个热水袋敷到腹部。因为虚证痛经的患者，小腹喜欢温暖，温暖可以减轻她们的腹痛。虚证痛经的患者大多体质虚弱，所以她们经血的颜色一般很淡，像是被水稀释了的血液，而且月经量一般很少，经期也较短，有的人每次月经来两天就没了。

去年，我在一个继续教育培训班讲课时，一位基层女医生对我说，她16岁的女儿痛经，用针灸治疗很难收到效果。我问清楚了她女儿痛经的具体情况后才明白，原来她女儿的痛经是属于气血不足型，而她却是按气滞血淤型痛经的选穴予以针刺治疗的。我让她今后改刺关元、三阴交、合谷、太冲的针刺法为艾灸关元、血海、足三里、三阴交的方法，并且要求她一定要将治疗结果告诉我。结果，第一次治疗就能当即止痛，连灸4个月经周期而愈。由此可见，准确分析病情的寒热虚实，正确选穴处方（即中医所说的"辨证论治"）是何等的重要啊！

治疗痛经的主穴

在治疗上，实证痛经和虚证痛经有两个通用的穴位——关元穴和三阴穴交。

关元穴是任脉上的穴位，位于脐下3寸（图14-1），是肾阴肾阳交关之所，也是与肝、脾、肾三条经脉的交会穴，任脉起源于子宫，因此关元穴是治疗痛经的首选穴。

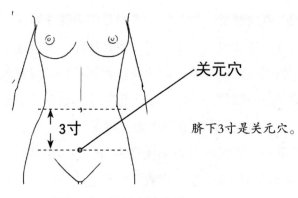

脐下3寸是关元穴。

图14-1 关元穴的位置

　　关元穴治疗痛经的操作方法是：患者取坐位或仰卧位，虚证痛经最好用手掌按揉、艾灸法（最好使用艾灸盒）或拔火罐法；实证痛经用指压点按法、皮肤针叩刺法。指压按揉时虚证手法要轻一点，点按的时间短一点；实证手法要重一些，点按的时间要长一些。一般按5～6分钟疼痛就可以缓解。

　　三阴交是脾经上的穴位，在足内踝尖上3寸（四横指宽的高度）、胫骨内侧缘后方（图14-2）。它是脾经与肝经、肾经的交会穴。中医学认为，脾是统血的、肝是藏血的，肾主泌尿、生殖，也是直接联系子宫的，所以三阴交是个治疗痛经非常有效的穴位。

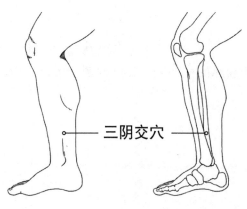

三阴交穴在足内踝尖上3寸、胫骨内侧缘后方。

图14-2 三阴交穴的位置

　　三阴交穴的操作，用指压点按、艾灸、拔罐、皮肤针叩刺法都可以。虚证用灸法5～10分钟，实证则用皮肤针重叩，气滞血淤者即使叩刺出血也无妨。我曾经就用穴位疗法治疗过一个典型的痛经患者。那时我正在一个农村巡回医疗，有一次我们背着药箱走在乡间的小路上，看到很多农民都在水田里忙着插秧，但是却有一个二十多岁的女孩一个人蹲在田边。看她满脸通红、表情痛苦，我就叫一个女同学去问她是怎么回事。那个女孩说是来例假了，生产队长还要她下水田干活，于是就痛经。于是我就让学生重力按揉了一会儿她的三阴交穴，结果女孩的腹痛当时就好了。为了让她能请假休息，还特意在她的三阴交穴"埋"了一根小针，外面绑上绷带（故意小题大做，给生产队长看的），队长看了就不再让女孩下水田插秧了。

　　还有一次我出差到天津开会，在火车上见到几个女孩子为一个女同伴掐人中。我感到很好奇，就过去问话，才知道那个女孩子肚子痛得很厉害，面色苍白，不欲言语。伙伴们还以为她是疼晕过去了，就掐她的人中穴。我当时就问那个女孩子是不是例假来了？她有气无力地点点头。路见痛经应解救，该出手时就出手！于是我立即为她点按三阴交穴，仅仅1～2分钟，女孩就缓过神来说不痛了，还引来同车厢旅客们的一片叫好的掌声。

治疗痛经的配穴

　　治疗痛经还有两个常用的配穴：一个是天枢穴，另一个是地机穴。

　　天枢就在肚脐旁开2寸，左右各一（图14-3）；地机在膝关节内下方高骨下的阴陵泉穴再下3寸（图14-4）。

　　根据中医文献记载：天枢穴除了能够治疗肠道的疾病之外，还有一个作用就是活血化淤，治疗各种因为气滞血淤引起的妇科疾病。因为这个穴位在子宫的附近，所以在这儿施一些刺激能够促进子宫将淤血排出，从而减轻腹痛。地机穴是脾经专门用来治疗本经急性痛症、血症的穴位，而痛症、血症也正好符合痛经的临床实际。

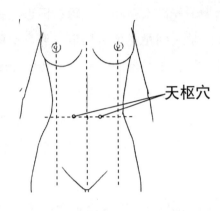 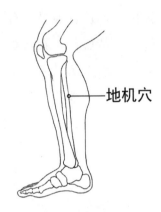

图14-3　天枢穴的位置　　　　　图14-4　地机穴的位置

对于气滞血淤造成的实证的痛经，最好的刺激方法就是用重力按压天枢穴，以及皮肤针重敲天枢穴（最好是敲出血来），正好能够发挥其活血化淤的治疗作用。虚证痛经可以用手轻轻按揉天枢穴，或施行艾条灸、艾灸器灸。

痛经以经期腹痛为主，也是肚子里面的病症，"肚腹三里留"，所以痛经也可以选用足三里穴来治疗。实证痛经，最好是用指压法、皮肤针叩刺法；虚证痛经，我们还是用艾条法，每次5分钟左右。

防治痛经的注意事项

穴位治疗月经病，有一个时间性的问题。对于痛经而言，不管是虚证还是实证，都要求能在痛经发生前两三天，甚至是四五天前就开始治疗，直到月经周期结束，这样往往能取得满意的防治效果。

但是如果患者除了痛经之外，她的月经周期、月经的量、颜色、质都比较正常，那么她从月经来潮前3～5天开始治疗，等月经来潮的时候就暂停治疗几天，等月经干净后再接着治疗。因为穴位点压按摩的刺激性较强，女性月经期间对各种刺激的抵抗力都很低，所以身体对于外界的任何刺激接受能力和适应能力都比较差。也就是说，如果您月经期间除了腹痛，其他都比较正常，那就不适合给予额外的刺激，以防外来的刺激会把本来还属正常的月经的周期、经色、质、量等现状改变了、破坏了。等到月经结束后，再对穴位进行刺激治疗。

当然，如果痛经患者的月经周期、量、质、颜色等本来也不正常，那么在经期里还是可以接受针灸治疗的，而且说不定在治疗过程中，月经的各项指标还会随着穴位治疗而出现明显的好转呢！

第十五章
关节肌肉痛的穴位疗法

选穴：肘关节疼痛取曲池穴，腕关节疼痛取外关穴，指关节疼痛取八邪穴，膝关节疼痛取外膝眼（犊鼻穴）、内膝眼，踝关节疼痛取解溪穴、申脉穴、照海穴，脚趾关节痛取八风穴，脚后跟疼痛取太溪穴、昆仑穴。

自疗方法：①曲池穴：指压、捏揉、捶打、艾条灸，也可用皮肤针反复敲打，每次2～3分钟。②外关穴：指压、按摩、艾灸、皮肤针叩刺。③八邪穴：指甲掐按，或用皮肤针敲打，每个穴敲打1～2分钟。④外膝眼、内膝眼：拇指和中指同时按住两穴，并向深层按揉、掐捏，每次100～200下。风湿性膝关节肿痛用无菌皮肤针敲打。⑤解溪穴：指压、按摩，也可以用艾条熏灸，或者皮肤针敲打。⑥申脉穴、照海穴：对捏两穴。⑦八风穴：指甲掐按，或用皮肤针敲打，每个穴敲打2～3分钟。⑧太溪穴：点压、按揉，或对捏跟腱两侧，也可用灸法和皮肤针敲打。⑨昆仑穴：用灸法和皮肤针敲打。

从"不通则痛"到"通则不痛"

关节肌肉痛可以见于很多疾病，比如风湿痛，有的人表现为肌肉疼痛，有的人表现为关节的疼痛，还包括骨质增生、骨刺形成，以及颈肩腰腿痛等这类疾病。生活中我们也可以经常见到被关节肌肉痛困扰的人们，一般情况下患者就会吃一些止痛药，但是止痛药只能缓解一时的症状，而且还会有不良反应，尤其是对胃肠的损害较大。那么，怎么从根本上来消除关节肌肉痛呢？

中医对于关节肌肉痛的理解与西医略有不同，中医学将关节肌肉疼痛一类的病症统称为"痹症"。"痹"，音、意均同"闭"，即"闭阻不通"之意。痹症，就是因为经络不通造成的气血淤阻，"不通则痛"，所以才导致了关节和肌肉的疼痛。

我们用穴位来治疗这类疾病，就是通过刺激穴位，使经脉通畅，气血正常运行，从而缓解疼痛，达到"通则不痛"的治疗效果。大家平常都会有这样的体会，就是当身体的哪个部位不舒服了，自然就会用手去捏一捏、捶一捶。即使是这类很小的动作，也能起到通经脉、活气血的作用，自己也会觉得轻松许多。因此，学习用穴位保健的方法治疗关节肌肉痛这类疾病，对于我们老百姓来讲，是既方便又安全的最佳选择。

穴位治疗肘关节疼痛

肘关节疼痛多见于肘关节炎、肘关节风湿、肘关节扭伤、肱骨外上髁炎（网球肘）等。治疗肘关节疼痛最好的一个穴位叫"曲池"穴。找曲池穴一定要先将肘关节弯曲到大约90°，肘横纹拇指侧纹头端就是曲池穴（图15-1）。

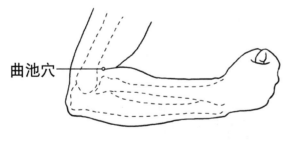

曲池穴

肘关节弯曲90°，
曲池穴在肘横纹拇指侧
纹头端。

图15-1 曲池穴的位置

中医学认为，关节痹痛与风寒湿邪有密切的关系。《黄帝内经》中有一段关于关节肌肉痛的文字——"风寒湿三气杂至合而为痹"，意思是说风邪、寒邪和湿邪这三种邪气合到一块侵袭人体后，人就会形成痹症，造成关节肌肉的疼痛。所以，我们除了可以用指压、捏揉、捶打曲池穴来减轻疼痛以外，最好是用艾条来灸曲池穴，也可以用皮肤针在曲池穴上反复敲打，每次2～3分钟。注意，皮肤针正确的操作方法——垂直敲打力要匀。

当然，如果有针灸操作基础者，也可以在此尝试针刺的方法。除了因为进针手法不熟练会略有一点皮肉之苦以外，其他不会有任何危险。针刺得顺利的话，再做一些提插捻转手法，针下会产生一种很舒适的酸麻胀感，针灸学称之为"得气"。这种得气感对于减轻或消除关节疼痛起着举足轻重的作用。

穴位治疗腕关节疼痛

治疗腕关节疼痛，最为常用的一个穴位是外关穴。外关穴在腕背腕横纹中点上2寸（图15–2）。

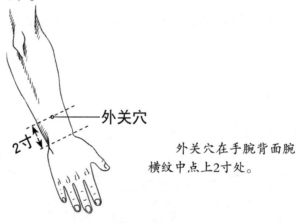

外关穴在手腕背面腕横纹中点上2寸处。

图15–2　外关穴的位置

当腕关节疼痛时，我们可以对外关穴施行指压、按摩、艾灸，以及皮肤针叩刺。指压的时候，最好采用外侧与内侧对压的方式，就是一个手指按住外关穴，另一个手指按住内关穴，对应着用力。这样操作起来比较方便，也可以使用力均匀。

采用对压法治疗腕关节疼痛时，对心脏不好的人还有个特殊的好处。因为与外关对应的内关穴是心包经的穴位，有很好的宽胸理气的作用，是防治心脏病的主穴。因此，我们在治疗腕关节疼痛的同时，也保护了我们的心脏。

穴位治疗指关节疼痛

指关节疼痛常伴有关节变形、肿胀、握拳无力等，多见于类风湿、腱鞘炎、痛风、弹响指等病症。在治疗这类疾病的时候我们可以取用八邪穴。

八邪穴怎么找呢？患者握拳，在5个指头之间的指缝纹头端处（图15-3），每只手4个穴，左右共8个穴，因此叫做"八邪"。八邪中的"邪"就是说双手感受风寒湿邪了以后，会疼痛不舒服。选用八邪穴治疗，可以把这些寒邪祛掉。在临床上，八邪穴就是用来主治手指疼痛、麻木，以及功能活动障碍等症的。

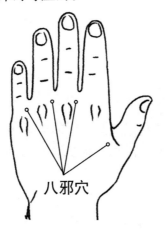

八邪穴在两手五指的指缝纹头端。

图15-3　八邪穴的位置

八邪穴的操作，可以直接用指甲掐按、用皮肤针敲打出血，或者干脆就用无菌采血针、缝衣针点刺出血。因为这几个穴所在的部位比较小，所以用皮肤针叩刺时，应该用小头敲打，每个穴敲打1～2分钟，这样就可以很好地解决手指关节的疼痛了。凡是指关节疼痛、麻木、伸屈不利，经常做一些这样的自我治疗，可以帮助指关节疏通经络，减轻痛苦。

穴位治疗膝关节疼痛

我们经常会听到身边的老年人说自己膝关节酸痛，或者说膝关节上楼下楼时会响，这些症状一般都是骨刺或者膝关节积液引起的，是膝关节老化的表现。

治疗膝关节的疼痛时，我们主要选择膝关节周围的两个穴位——内膝眼和外膝眼。其中的外膝眼，针灸学中又称之为"犊鼻"，是属于胃经的一个穴位。膝关节疾病在人群中比较常见，很多中老年人都会出现膝关节功能的退化，因此对于中老年人老说，掌握内、外膝眼这两个穴位是至关重要的。

我们先来看一下内外膝眼的定位：膝盖上有一块圆圆的骨头叫做"髌骨"，髌骨与小腿骨连接起来的组织叫"髌韧带"，在髌韧带两侧各有1个凹陷，内侧的凹陷叫"内膝眼"，外侧的凹陷就叫"外膝眼"（图15-4），自己用手摸一下会感觉很明显。所以，取内外膝眼这两个穴位，一定要弯曲膝关节，不能伸直膝关节来取，因为膝关节在伸直的情况下内外膝眼这两个凹陷是很不明显的。这样，膝关节周围的骨性标志就凸现得比较明显。

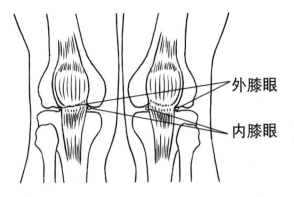

髌韧带两侧各有1个
凹陷，即内膝眼和外膝眼
的位置。

图15-4　内膝眼、外膝眼的位置

　　用膝眼穴治疗膝关节病，一般用拇指和中指同时按住内膝眼、外膝眼穴，并向深层按揉、掐捏。有时候为了省力，可以把手掌放在膝关节上，用示指和中指按揉两个膝眼。在往深层按揉的时候，要有意识地让它产生对捏透穴的感觉，就是说不单是要把力量往深层用，还要让手下的力量通过膝关节的韧带产生对称的压力。

　　两穴每次按揉一二百次，让膝关节里边有发热的感觉。如果患者说他的膝关节疼痛经常跟天气变化有关，一刮风下雨膝关节就疼，这种情况用灸法比较好，每个穴位灸3～5分钟，两边交替进行。

　　有少数人膝关节不但肿痛，而且出现了膝关节发红，把手放在肿痛的地方还会觉得有点烫手，这种情况属于风湿热痛。这种情况不适合用灸法，而应该用无菌皮肤针敲打内、外膝眼，而且最好能敲出血来。也可以直接用无菌三棱针或粗一点儿的缝衣针点刺出血，出血后用干棉球擦干净。通过点刺出血来清热、消肿、止痛，疗效是比较理想的。

穴位治疗踝关节疼痛

　　踝关节是经常运动的人最容易受到伤害的一个部位，尤其会出现扭伤，从而出现红肿疼痛、关节活动受到限制。很多人从小就喜欢玩水，光着脚丫子在河里嬉戏，再加上平常喜欢用水冲脚，因此踝关节也很容易受到风湿的侵袭。

预防和治疗踝关节的疼痛可以选用穴位疗法，其中一个主要穴位就是解溪穴。"解溪"同"解系"，顾名思义，就是我们系鞋带的那个地方，这个穴位很好找，就在小腿与足背交界处的横纹中央凹陷处（图15-5），也很容易记忆。踝关节周围的疼痛都可以通过刺激解溪穴来达到治疗的目的。治疗的手法有很多种，可以用指压、按摩，也可以用艾条熏灸，或者皮肤针敲打。

解溪穴在小腿与足背交界处
的横纹中央凹陷处。

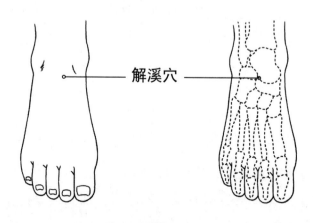

解溪穴

图15-5　解溪穴的位置

除了解溪穴，还可以用申脉和照海两穴来治疗踝关节疼痛。那么，申脉和照海这两个穴位在哪里呢？申脉穴在外踝下面的凹陷中（图15-6），而照海穴则在内踝下面的凹陷中（图15-7）。经常对捏这两个穴位可以缓解踝关节肿痛。

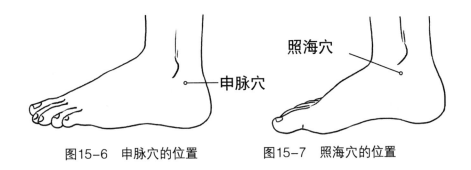

图15-6　申脉穴的位置　　　图15-7　照海穴的位置

穴位治疗脚趾关节痛

　　脚趾关节痛也可以用穴位来治疗。同手指上的八邪穴一样，脚上也有这样类似的穴位——八风穴。八风穴在足背上，第1到第5趾缝间的纹头端，一侧四穴，左右共8个穴位（图15-8）。八风穴有双层含意：第一是说这些地方经常用冷水冲，容易受风寒湿邪侵袭；第二就是说经常在这些穴位上刺激可以让脚部的疼痛减轻或消失，恢复行走功能——"走路快如风"。

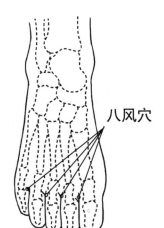

八风穴在足背第1到第5
趾缝间的纹头端，一侧四穴。

图15-8　八风穴的位置

　　八风穴的操作，可以直接用指甲掐按、用皮肤针敲打出血，或者干脆就用无菌采血针、缝衣针点刺出血。因为这几个穴所在的部位比较小，所以用皮肤针叩刺时，应该用小头敲打，每个穴敲打2～3分钟，这样就可以很好地解决脚趾关节的疼痛了。凡是脚趾关节疼痛、麻木、伸屈不利，经常做一些这样的自我治疗，就会有消肿止痛的作用，患者会感觉踝关节轻松很多。

穴位治疗脚后跟疼痛

日常生活中因为脚后跟疼痛而影响走路的人可真不少，去医院拍片子，十有八九都有跟骨骨刺。那么，这种情况要用哪些穴位来治疗呢？

治疗脚后跟疼痛可以用的第一个穴位是肾经的太溪穴。肾经是我们全身经脉中唯一循行到脚后跟的一条经脉，而太溪又是肾经的第一要穴。太溪穴很好找，就位于足内踝高点与后脚跟跟腱水平连线的中点凹陷处（图15–9）。

太溪穴可以用手指单独点压、按揉，但是，更好的方法是用拇指与中指对捏跟腱两侧，与太溪穴相对应的穴位就是外踝高点与跟腱水平连线中点的昆仑穴（图15–10）。

太溪穴和昆仑穴分别在足内踝、外踝高点与足跟跟腱水平连线的中点凹陷处。

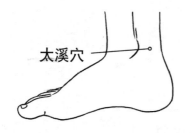

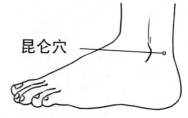

图15–9　太溪穴的位置　　图15–10　昆仑穴的位置

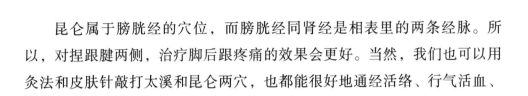

昆仑属于膀胱经的穴位，而膀胱经同肾经是相表里的两条经脉。所以，对捏跟腱两侧，治疗脚后跟疼痛的效果会更好。当然，我们也可以用灸法和皮肤针敲打太溪和昆仑两穴，也都能很好地通经活络、行气活血、促进局部血液循环，起到消肿止痛的治疗目的。

· 王教授提醒 ·

在用穴位治疗脚后跟痛的时候，要注意防寒保暖，不要图一时之快用冷水淋浴。再就是要尽量防止踝关节和跟腱的损伤，比如踢足球、跳高、跳远、上下楼梯、爬山等，都容易引起踝关节和跟腱的损伤。一旦损伤之后，它对各种风寒湿邪的抵抗力就会大大减弱，以后十有八九就会罹患风湿病。因此大家一定要小心谨慎，认真对待。

中国医疗队在阿尔及利亚治风湿

1980年我在北非阿尔及利亚援外医疗期间，收治一名患类风湿关节炎的女童，用针灸治疗了3个月时间，获得显著效果。

患儿在5岁时先是发烧，继而出现四肢关节红肿疼痛。经用解热镇痛药治疗好转，但以后时有发作。8岁时开始感觉四肢酸软无力，两手不能提重物，行走困难，四肢关节肿大变形。持续2年后，于10岁时孩子完全瘫痪在床，生活不能自理。中国医疗队经过内科、儿科检查，发现患儿体质瘦弱，呈贫血面容，脊柱弯曲，四肢大小关节均肿大变形，不能伸直且有压痛，肌肉严重萎缩，两手握力差，双下肢抬高约30°时髋关节便感到疼痛，骨盆也呈畸形改变。四肢、脊椎、骨盆拍片可见大小关节明显增生，尤以指、趾关节结节更为明显，骨质高度疏松，诊断为"类风湿关节炎"。考虑患儿骨质高度疏松，严重脱钙，内科、儿科医生认为已经不能再使用激素治疗，建议用针灸治疗。

当时我思考的治法是，祛风除湿、通经活络治其标，温肾培元、补中益气固其本。经过选用合谷、太冲、外关、曲池、肾俞、风市、解溪、足三里、阳陵泉等穴，以灸法治疗为主，配合穴位注射（把维生素B_1、维生素B_{12}注射液注入穴位）。治疗期间，嘱咐孩子家长，协助患儿进行功能锻炼。

按上法治疗1个月后，患儿行动逐渐恢复，开始能在他人搀扶之下慢慢行走。继续治疗2个月后，患儿便可独自行走、玩耍，上下楼梯也无需搀扶，生活逐渐恢复自理，唯走路的步子迈得不大，姿势也不好看。值得庆幸的是，出院时患儿面色红润，四肢关节、腰背也较入院前伸直，关节、腰背也较入院前伸直，关节压痛消失，两手握力增加强，两下肢抬高90°时髋关节也无疼痛感觉。患儿父母对中国医疗队，尤其对我本人是千恩万谢，然后满意而归。

第十六章
扭伤也有穴位医

> **选穴**：阳陵泉穴、合谷穴、太冲穴、阿是穴。
> **自疗方法**：①阳陵泉穴：指压按摩，力度应重一些，每次按压5分钟左右。也可以用艾条灸、皮肤针叩刺法。②合谷穴、太冲穴：指压、按摩。③阿是穴：指压、按摩。

不可忽视的扭挫伤

在日常生活当中，剧烈的运动或者是跌打损伤、交通意外事故等都会对我们的肌肉或韧带产生一定的损伤，也就是我们所说的"伤到筋"了，医学上称为"扭挫伤"。扭挫伤在生活中极为常见，老百姓说"伤筋动骨一百天"，就说明扭伤的特点之一是比较多发，而且给人体造成的损伤是需要一段时间才能恢复的。那么，一旦出现了关节肌肉的扭挫伤，在家里我们应该怎么样来处理呢？

扭挫伤最容易发生的部位是颈部（落枕）、腰部（腰扭伤）、腕关节和踝关节。比较轻的就是单纯软组织损伤，表现为扭伤部位的疼痛，以及活动功能稍微受到一点儿影响和限制；病情重的会伴有血管破裂，或者是韧带的撕裂伤等情况，表现为局部肿胀严重，而且还会出现青紫，如果不及时治疗的话，给关节活动带来的影响时间会比较长。扭伤不像一般的风湿性关节炎，它对关节的活动限制很大，而且在损伤以后的日子里，往往都会伴随着风湿性改变，因此，一旦遇到扭挫伤的情况，及时、正确的处理是非常重要的。

处理扭伤的基本程序

处理扭伤的正确方法，首先是要判断损伤是否出现了骨折。假如出现了骨折，就不属于穴位保健的范围了，一定要在固定损伤部位的前提下，及时把病人送到正规医院的骨伤科进行紧急处理。

第二点，要看是否有血管破裂，以及出血的情况。有出血与没有出血的处理是有区别的：没有出血的扭伤一定要及早治疗，越快越好！如果是新伤，局部有出血的情况，肿痛、皮肤青紫，这种情况下，首先应冷敷止血；在没有冰的情况下，可以改用冷水把毛巾湿透，然后敷到扭伤的部位，让血管受到冷的刺激后收缩，起到尽快止血的作用。等过了12个小时以后，就可以用热敷促使淤血消散了。

排除骨折—冷敷止血—热敷消散，这只是处理扭伤的基本程序和第一步，然后就需要不失时机地用穴位进行保健治疗。这样，扭伤的病程会大大缩短，不用100天，有时候3~5天或个把星期就可以痊愈了。

治疗扭伤第一穴——阳陵泉穴

不管哪个关节的损伤，我们都可以在扭伤关节的局部或附近找一些穴位进行治疗。如果没有穴位的话，可以在周围找压痛点。

中医称扭伤为"伤筋"，人体有一个穴位叫"阳陵泉"，被针灸学誉为"筋之会穴"。也就是说，阳陵泉是我们人体所有的"筋"汇集的地方，因此是治疗各种"筋"病（当然也包括扭伤在内）的必选穴位。用一些方法刺激这个穴位，就能起到很好的舒筋通络、活血化淤、消肿止痛的效果，促使肌腱韧带的功能早点康复。

阳陵泉在小腿的外侧，具体怎么找呢？膝关节的外下方有一个凸起的骨头叫"腓骨小头"，阳陵泉就在这个腓骨小头前下方大约1寸的凹陷处（图16-1）。

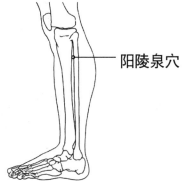

阳陵泉穴

阳陵泉穴在腓骨小头前下方大约1寸的凹陷处。

图16-1　阳陵泉穴的位置

至于阳陵泉的刺激方式和操作方手法，最简单、最方便的首选指压按摩法。按压的力度应该重一些，每次按压5分钟左右。再就是艾条灸、皮肤针叩刺法。假如膝关节扭伤后有淤血，我们用皮肤针敲打阳陵泉以后，让这里出点血，可以让这个地方的淤血马上排出来，加快扭伤的恢复。

有的人可能会说，扭伤属于实证，那是不是就不该用艾灸法了？其实扭伤一样可以用艾条来熏灸。因为扭伤使局部皮肤出现淤血，而用艾灸法正好可以让淤血消散。而且关节扭伤了以后，它的机能就会下降，一旦风寒之邪侵入，或者天气变化都有可能引起扭伤部位的疼痛，所以说，艾灸也是必要的。我建议大家，对扭伤留下的后遗症要经常用艾条灸一灸，这样能缓解很多疼痛。

▦ 治疗扭伤的配穴及操作方法

扭伤患者要是痛得比较厉害，或者有一些全身性表现的时候，我们可以加上两个配穴来治疗——手上的合谷穴和脚背上的太冲穴。

合谷穴位于手背第1、2掌骨之间略靠第2掌骨中点的示指侧（图16-2）。合谷穴有两个简单取穴法：①手掌伸直，手背朝上，拇指向示指靠拢，在第1、2掌骨之间有一肌肉隆起，肌肉隆起的最高点即是；②将一只手的拇指指间关节横纹压在另一手张开的拇指、示指之间的指蹼（虎口边缘）上，拇指尖下即是合谷穴。

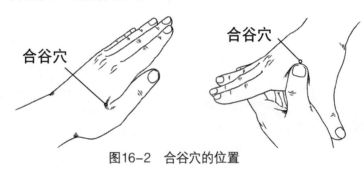

图16-2　合谷穴的位置

太冲穴在足背部第1、2跖骨结合部前方凹陷中（也即脚背第1、2趾缝后约1.5寸的地方，图16-3）。

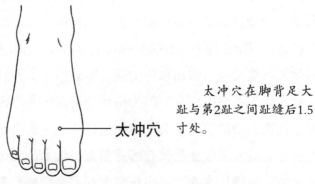

太冲穴在脚背足大趾与第2趾之间趾缝后1.5寸处。

图16-3　太冲穴的位置

　　针灸临床上经常将合谷穴和太冲穴配合使用，被合称之为"四关"穴。指压、按摩这两个穴位可以舒筋通络、行气活血、消肿止痛。再加上前面说的阳陵泉穴，就能够很快地把体内的风寒、淤血等从我们的四肢末端赶出去了。

　　说到这里，我想顺便说一下刮痧，为什么刮痧都是从上往下单方向地刮，不能来回乱刮呢？就是因为我们要用刮痧板将风寒湿邪从病痛部位往四肢末端赶，最终达到把病邪从"四个关口"赶出去的目的。所以说"四关"穴所起的作用还是非同小可的。

　　急性扭挫伤的时候，我们要怎么样操作才能加快扭伤好转呢？最好的办法就是：知道穴位就按穴位，不知道穴位就找阿是穴，也就是我们通常说的压痛点。一定要遵照前面说到的，没有出血的情况下，应及早地进行指压、按摩或针灸治疗、皮肤针叩刺，越早越好；如果有出血情况的话，先冷敷止血，12个小时以后再热敷消散，并实施指压按揉。每个穴位的操作方法都差不多，用拇指按揉往往比较顺手一些。用手指按揉后，就可以用皮肤针敲打了，记住要重叩出血，直到病变部位出现很多像汗珠一样的血滴为止。有时为了加强治疗效果，还要在出血点上拔罐，目的就是通过拔罐的负压把淤血吸出来。如果我们身边没有拔罐的工具，也可以刺出血来以后，再用手挤压，尽可能多地挤出一些血来。一般来说，小关节扭伤出血量应该达到5～6毫升；大的关节扭伤，比如说大腿、小腿或者胳膊这些地方的关节扭伤，可以刺血量达到10～20毫升。这些刺出来的血可以说是已经没有含氧量的"死血"，挤出来之后可以促进血液的新陈代谢，否则，反而会影响新血的再生。

治疗扭挫伤的小窍门

在发生扭伤之后，除了在扭伤局部的常规穴位按摩外，还有一个非常独特的方法可以跟大家分享。这个独特的方法就是，根据人体经络存在着上下相连、左右交叉的密切联系，以及生物全息论的理论，按照损伤的关节左右的对应性或者上下的对应性来处理。

"全息"是什么意思呢？就是说在我们人体里某一个部位，或者某一个小的范围之内，包含着一个人体从头到脚的各个地方的信息。全息理论最为大家熟悉的可能就是耳朵了，耳朵就好比一个倒置的胎儿，耳朵的各个区域分别对应着人体的各个部位。

针灸临床上治疗扭伤，就有一种在生物全息论的理论指导下，类似"声东击西"、"调虎离山"的上下对应和左右交叉取穴的战略战术。比如说一侧的腕关节扭伤了，除了在扭伤局部取穴施治以外，也可以在对侧的腕关节或下肢的踝关节相应处取穴治疗。同理，一侧的膝关节扭伤后，除了在扭伤局部取穴施治以外，还可以在对侧的膝关节或上肢的肘关节相应处取穴治疗。我们甚至还可以将这种上下对应和左右交叉取穴的方法进一步结合起来：左侧腕关节扭伤，在右侧踝关节取穴治疗；右边膝关节扭伤，在左边的肘关节取穴治疗。其他关节扭伤都可以依法类推。

至于操作方法，轻者单纯指压、按摩、艾灸即可，重者应配合局部点刺出血，并且还要拔小气罐，以助排血。

第十七章
治疗落枕"一穴灵"

> **选穴**：远端取落枕穴（外劳宫）、悬钟穴（绝骨穴），局部取大椎穴、肩井穴。
>
> **自疗方法**：①落枕穴：重力按压，顺着经络上下揉动，还可以用无菌皮肤针叩刺。②悬钟穴：同时按揉两侧穴位，力量可以稍重。如感受风寒之邪，也可以实施灸法。③大椎穴、肩井穴：先轻轻按揉放松两穴，然后用按压术，或用皮肤针重力敲打。也可以施行艾条灸或拔火罐。

睡觉为何会落枕

恐怕每个成年人都有过早晨起床后发现自己落枕了的经历，虽然不是什么大毛病，但却会给我们的工作和生活带来很多痛苦和不便。

落枕是一种通俗的说法，真正科学的说法应该是"颈部伤筋"。引起落枕的原因大致上有两个方面：一是枕头的高低不适宜，会导致颈项部的筋肉扭转不利，导致扭挫伤；二是睡觉的时候被子没盖好，颈项部受到风寒的侵袭，导致局部经脉经气闭阻、气血不和、拘挛而痛。

·王教授提醒·

如果我们平时注意观察的话，就会发现小孩子睡觉十有八九小脑袋瓜都在枕头下面横着，但是小孩却很少有落枕的。为什么呢？因为小孩子的肌肉、韧带的柔软度远远比大人好，对枕头高低的适应性也强，所以他们很难出现落枕的情况。

治疗落枕的特效穴

针灸对落枕有独到的穴位保健法，并且还有几个特效穴来治疗落枕。第1个特效穴是落枕穴，顾名思义，这个穴位应该是专门治疗落枕的穴了。

落枕穴在哪里呢？它就在手背的第2、3指掌关节后（即往手背方向）5分到1寸的凹陷处，最好是压痛点的地方（图17-1）。一般落枕患者在这儿都会有个压痛点，自己先用手在附近压压试一试，哪里最痛，哪里就是落枕穴。由于落枕穴跟手心的劳宫穴正好相对，所以落枕穴又有个别名叫"外劳宫"。

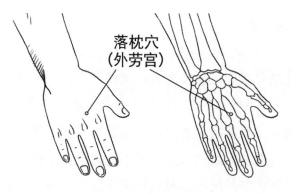

落枕穴在手背的第2、3指掌关节后5分到1寸的凹陷处，最好是压痛点的地方。

图17-1落枕穴的位置

　　落枕穴的操作方法是重力按压，在按压的时候要注意不能左右揉动，要顺着经络上下揉动。与此同时，让患者尽量活动颈部，患者越是不能前俯后仰的，就越要让他尽量地低头、抬头；越是不能左顾右盼的，就越要让他尽量左右旋转，这样的效果会更好。除了用指压、按揉，还可以用无菌皮肤针叩刺。

　　有人可能会说，落枕穴真的那么有效吗？下面我就给大家讲一个实例：我有个学生开了个私人诊所，一周年的时候请我到她那里去看看。我在她诊所的时候，正好一个落枕的男性患者前来就诊。学生先在患者的后项及肩背部做了一会儿按摩，接着就在双手的落枕穴扎了两针，同时嘱咐患者活动自己的脖子。留针中那个患者感觉有效，但是好像还没有完全好。我就过去看了一下，发现落枕穴的位置偏上了一些。于是，我就拿了两根针灸针，重新针了落枕穴，再略施手法，也让患者活动活动颈脖子。那个病人马上对我的学生说："这位师傅加了一针后现在感觉完全好了。"我那个学生笑着回答："他本来就是我的老师，我的师父嘛。"

　　这个病例告诉我们：落枕穴虽然是治疗落枕的特效穴，但前提是一定要取准穴。要先用拇指指端在第2、3指掌关节后5分到1寸之间按压，试着找到最敏感的那个压痛点，然后手指再朝腕关节方向用力按压（或扎针，针尖朝腕关节方向），这时患者会有酸、麻、胀、痛的感觉向肩颈部放散，再让患者配合着活动颈脖子，效果就会更好。

　　治疗落枕的另一个特效穴是胆经的"悬钟"（又名"绝骨"），位于外踝尖上3寸，腓骨前缘的位置（图17-2）。应用的时候，最好是两只手同时按揉两侧的悬钟穴，力量可以稍微重一些，

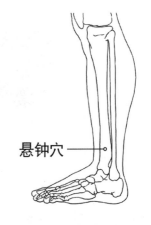

悬钟穴

图17-2　悬钟穴的位置

同时让患者配合活动颈部。如果是睡觉中感受风寒之邪，也可以用灸法来治疗。

　　绝骨穴位于下肢，离颈部很远，但是治疗落枕的效果一点也不比落枕穴差。用穴位治病有一个特点，就是可以根据经脉的循行远端取穴，这叫做 "经脉所通，主治所及"。这种远近结合的方法，也是一种 "声东击西"、"调虎离山" 之术，能起到更好的 "围点打援"、"围魏救赵" 的战略目的。

落枕的局部处理

　　治疗落枕前是需要先进行一些局部处理的。我们首先要分清楚伤筋落枕的是左边，还是右边。落枕除了颈项强痛、不适以外，疼痛还会向患侧的背部及肩胛骨放射，所以我们要先针对局部的穴位进行处理。

　　第一个是大椎穴，大椎穴在第7颈椎下面的凹陷中。怎样找得准确呢？我们低头时，后项部平肩的位置有一个突起的高骨，这就是第7颈椎，下面的凹陷就是大椎穴。从大椎穴到肩膀头的最高点连一条线，在这条连线的中点有一个穴位叫 "肩井"。（图17-3）

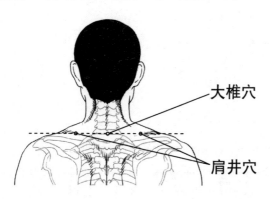

大椎穴在第7颈椎下面
的凹陷处，大约与肩相平。
大椎穴到肩头最高点连线的
中点处，即肩井穴。

大椎穴

肩井穴

图17-3　大椎穴、肩井穴的位置

我们就先在大椎和肩井这两个穴位上做一些手法。先用拇指指腹或者掌根、第5指掌关节及小鱼际部位轻轻地按揉大椎和肩井穴，让肩背部这一带放松。因为落枕的病人这个区域会因为拘挛而特别紧，肌肉牵拉得紧了就必然会产生疼痛。所以，不能"针尖对麦芒"、硬碰硬。要注意，不要一开始就在患处用重力按揉，应当是很柔和地让紧张的肌肉一点点放松，然后在大椎穴和肩井穴上用一些按压术，或者是用皮肤针重力敲打。当然，也可以在这两个穴位上施行艾条灸或拔火罐。局部处理好了，就可以在远端分别取落枕穴和悬钟穴了。这样整个程序下来的话，患者就会感觉明显地轻松了。

小心，反复落枕可能变为颈椎病

有的人可能落枕的症状比较重，而且由于工作忙或其他原因没有及时治疗，这种患者的治疗时间就要稍微长一些了，治疗3～5次可能才会感觉好点。如果不及时治疗，或者是反反复复发作，就会逐渐演变为颈椎病。

有的"专家"在电视讲座中说什么颈椎病不是病，只是一种自然老化现象，一两个星期就可以不治而愈。大家千万不要信以为真！连落枕都是病，比落枕要严重得多的颈椎病怎么可能不是病呢？经常落枕的人很容易演变成颈椎病，而颈椎病患者又很容易落枕，这是相辅相成、互为因果的。所以，落枕不但一定要及时治疗，而且还要提高防范意识，不让落枕向颈椎病转化。

现在的上班族工作压力都比较大，尤其是常年坐在电脑旁边工作的办公室一族，颈椎病简直就成了他们的职业病。所以每天都从事电脑工作的白领们，连续面对电脑工作不得超过2个小时，最好是每隔1个小时就能起来活动活动，站在窗前，眼望蓝天白云、树木花草；走出办公室，伸伸胳膊动动腿，做做颈部运动操。

颈部运动操一共有4节动作，整个都做完也不过几分钟时间。

第一节是做头部的前俯后仰这个动作，自己可以一边做，心里一边默念4个八拍。

第二节是朝左右方向转动脖子（脖子不可偏斜），也同样是4个八拍。单数是一般角度，双数是强化角度。

第三节是4个八拍的歪头的动作，就是把头往左右两侧偏斜。单数是一般角度，双数是强化角度。不要转动得太快，太快的话可能会感觉头晕眼花，一定要在最大活动限度之内缓慢地进行。

第四节是头部缓慢的旋转动作，4个八拍从左到右、从右到左交替完成（如果1、2、3、4拍是从左向右转动的，那么5、6、7、8拍就从右向左转动），防止连续朝一个方向旋转而发生眩晕。最后，通过轻轻拍打颈项和肩臂，慢慢地放松颈肩部的筋脉、肌肉。

在做颈部活动时一定要注意正确把握力度和速度，不可用力过猛，速度不能过快。特别是老年人一定要注意，因为老年人大多有动脉硬化，他们的常见病，如高血压、高血脂等又会加重动脉硬化的病理过程。当颈部活动时，牵拉或扭曲血管不仅可以阻断血流，也可以引起粥样斑块的脱落、破碎，形成栓塞，诱发脑卒中。

 ·王教授提醒·

还需要大家注意的一点是，天气变冷会引起的颈部肌肉保护性收缩、疲劳导致的血管紧张度增高，这些都会诱发或加重脑供血不足，使发生脑卒中的几率升高。所以患有颈椎病的人，或者是老年朋友们要谨慎地进行颈部活动，注意颈部保暖，以免造成不必要的危险。

第十八章
"肩三针"治好肩周炎

选穴: 局部取肩髃穴、肩前穴(肩内陵)、肩贞穴,远端取阳陵泉穴、中平穴。

自疗方法: ①肩髃穴、肩前穴、肩贞穴: 用拇指指端点压、旋揉这三个穴位200下左右。肩前穴和肩贞穴可用前后对压的方式刺激,也可以艾灸和皮肤针叩刺。肩髃穴可用艾条灸、拔火罐刺激。②阳陵泉穴、中平穴: 拇指重力点压和按揉。

❖ 肩周炎的病名有学问

肩周炎是一种既痛苦又普遍存在的疾病,患上肩周炎的朋友肩部会阵发性或持续性疼痛。急性期时疼痛剧烈,夜间加重,严重的患者有触痛,疼痛时汗出难耐、坐卧不安。部分病人的疼痛可向前臂或颈部放射,肩关节活动受限,尤以外展、外旋、后伸障碍显著,病情严重者,刷牙、洗脸、梳头、脱衣等日常自理行为都无法完成。

肩周炎的全称是"肩关节周围炎",从这个名称可以看出,肩周炎并不只是肩关节局部出现了问题,而是肩关节的周围组织都出现了粘连。这种粘连是一种炎症性病变,并且涉及的范围比较广。它的病名很多,各有不同的寓意,了解肩周炎的定义范围对我们全面了解肩周炎是很有好处的。

肩周炎在古代被称为"肩痹",这个病名说明了它是属于风湿病一类的痹证，因为发生在肩膀这个部位，所以叫肩痹。肩周炎还被称作"漏肩风"，这是从病因的角度解释了肩周炎形成的原因，说明肩周炎是因为平常没有注意防御风寒，致使风寒之邪侵袭人体的肩膀。肩周炎还有"冻结肩"或"肩凝症"的病名，又是从肩周炎的症状得来的。就是说，得了肩周炎的人，肩膀像是被冰冻结了、凝固了，所以活动受到限制。最后还有一个病名是针对发病年龄而言的——五十肩，表明肩周炎多发于50岁左右的人。但是自从进入电脑时代以后，得肩周炎的人群呈现年轻化，所以近些年来又有了"四十肩"的提法。

· 王教授提醒 ·

　　下面，我们简单地总结一下肩周炎发生的常见原因，希望大家在日常生活中能有所注意，以减少肩周炎的发生和发作。肩周炎第一个常见原因是由于风寒湿邪侵袭我们的肩关节，因此我们平时就要注意防风防寒；第二个导致肩周炎的常见原因是，当肩关节发生扭伤以后不及时治疗，进而发展成肩周炎，因此我们治疗肩部扭伤一定要及时，要彻底。

肩周炎的常用治疗穴

　　治疗肩周炎的穴位有很多，还有几个新的特效穴。我先来介绍一下几个位于肩膀周围的传统穴位。

　　第一个是肩髃穴，可以说是治疗肩关节疾病的第一要穴。肩髃穴在上臂外侧三角肌上缘中点偏前一点的凹陷中。有个简便取穴法，就是把上臂外展或平举，肩膀头会出现两个小的凹陷，肩髃穴就在肩峰前下方那个凹陷处，人们还据此总结了一个简单的口诀叫"肩髃抬肩凹陷处"（图18-1）。

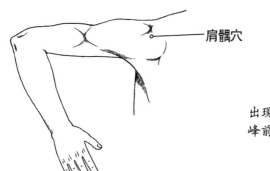

肩髃穴

上臂外展或平举，肩膀头会
出现两个小凹陷，肩髃穴就在肩
峰前下方的凹陷处。

图18-1　肩髃穴的位置

第二个穴位叫肩前穴（肩内陵）。一听这个名字，就知道这个穴在肩
膀的前边。准确地说是在腋窝前面的纹头上1寸的地方（图18-2）。

第三个穴位是肩贞穴，在腋窝后纹头往上1寸的位置（图18-3），正好
跟肩前穴是相对应的，所以取穴是很便利的。

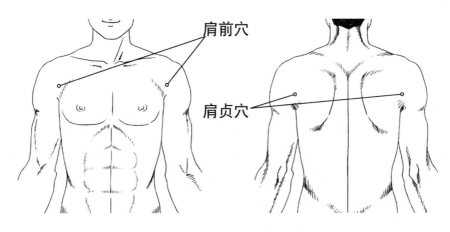

肩前穴

肩贞穴

肩前穴和肩贞穴分别位于腋窝前后纹上1寸处。

图18-2　肩前穴的位置　　　　　图18-3　肩贞穴的位置

看看这三个穴位的布局：一个在肩关节的正中间，一个在肩关节的前

面，一个在肩关节的后面。三个穴分布在肩关节的各个方位，对于肩关节周围炎，这种布局明显能够从前、中、后三个不同的方位疏通肩关节周围的经络之气，达到行气活血、消肿止痛的目的。经络疏通，气血乃行，才能达到"通则不痛"的治疗效果，才能使关节局部组织粘连凝滞状况改善，功能活动得以恢复。

肩关节周围的这三个穴位该如何操作呢？首先介绍指压按摩法：用拇指指端点压、旋揉200下左右，最好是一边按压，一边抬起患者的胳膊，尽量往上抬，这实际上是对患者做一种被动运动。随着治疗次数的增加，患者的胳膊就会越抬越高，这样治疗的效果在无意间就出来了。

肩贞穴，在腋窝后纹头往上1寸的位置，正好跟肩前穴是相对应的，所以操作时很方便。我们可以采取一手在前、一手在后的前后对压的方式刺激肩前和肩贞两穴，也可以用艾灸和皮肤针叩刺。一边进行对压、按揉（相当于透穴疗法），同时让患者自己不断地、慢慢地活动肩关节。

除了按摩的方法之外，还可以用艾条灸、拔火罐刺激肩髃穴。在肩关节出现了明显的功能障碍、肌肉萎缩的时候，也可以采用皮肤针叩刺治疗，甚至敲出血来，可以起到疏通经络、活血化淤的作用，慢慢恢复功能。

治疗肩周炎时，除了肩关节周围的穴位，本着针灸学上病下取的原则，在膝关节附近也有两个穴位可以用来治疗肩周炎，而且还特别有效。一个是位于膝关节外下方、腓骨小头前下方凹陷中的"阳陵泉"（图18-4），是属于胆经的一个穴位；还有一个新穴，叫做中平穴，在外膝眼正中直下4寸，也即足三里穴下1寸、胫骨前嵴外1横指处（图18-5）。这是针灸工作者发现的一个对于肩周炎有特效的新穴位。找中平穴的时候，最好是在足三里下1寸附近用手按压找压痛点，哪个点最痛就刺激哪里，这样治疗效果才是最好的。

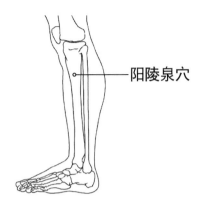
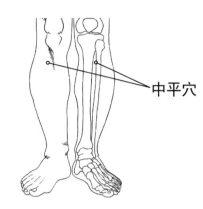

图18-4　阳陵泉穴的位置　　　图18-5　中平穴的位置

阳陵泉和中平穴的操作方法可以很灵活，一般来说是用拇指重力点压和按揉，同时让患者不断地向各个不同的方位活动肩关节，而且是患者越不能往哪个方位活动，就越要让他往哪里活动。患者刚开始活动肯定是不敢动，或者是说活动的幅度很小，但是随着治疗次数的增加，患者就会发现肩关节活动度越来越好了，胳膊举起的也越来越高，活动的范围也越来越大。

肩周炎的自我锻炼法

在治疗过程中，医生总是要特别强调肩周炎患者主动配合肩关节的功能锻炼，这既是促使患者康复的需要，也是肩周炎本身治疗的需要。

那么患者平时应该怎么配合功能锻炼呢？在家里要坚持经常做患肢肩关节的前伸、外展、后伸、内收、上举和360°旋肩等各个方位的活动，还有像甩手、象征性地梳头、摸后脑勺、经头顶提拉对侧耳朵、经前胸触摸对侧肩胛骨、经后背反向提拉上肢（患肢弯曲置于后背，用健侧手尽量向上拉患侧手臂），以及"爬墙"等练习。

所谓"爬墙"，并不是让你去爬墙头，而是面对墙壁，双手手掌伸直，指尖向上贴在墙壁上，患侧上肢在健侧上肢的带动下做象征性的"爬墙"锻炼，患侧上肢要尽量达到与健侧上肢平齐的高度。如果实在不行了，就用铅笔把今天指尖达到的高度划个横线，做个记号，分别记下每次爬墙的高度，每天做2～3次。坚持锻炼一段时间后，你会惊喜地发现：墙上铅笔划的横杠会越来越高，患有肩周炎的上肢也越抬越高了，直至完全恢复正常。

治好肩周炎，恒心不可少

肩周炎是穴位保健一个非常好的适应证，只要患者积极地配合穴位治疗，再努力地进行自我恢复锻炼，一般好得都比较快。在这里，我想强调的是信心很重要，信心就是你治愈肩周炎的"心药"，甚至可以说是治好肩周炎的关键。

在我几十年的行医生涯中，针灸治愈的肩周炎病人很多。我在南京曾经治疗了一位上海梅山铁矿姓方的老大姐。她得肩周炎很多年了，开始那几年，症状表现还不很严重，所以一直没有在意治疗，一直都在默默忍受肩周炎带来的痛苦。后来她到我的门诊来看病，说前几天碰到一件很倒霉的事情，在路上被一个骑自行车的小伙子撞倒了，而且自行车的前轮子又正好从她的患肩轧过去了。当时那个小伙子把她带到医院里拍个片子检查了一番，结果骨头没有问题，但就是有一种撕裂的疼痛。她说当时一看没有问题，就让那个小伙子走了，但是这几天晚上肩膀疼的没办法睡觉，所以就逼着她不得不来治疗了。

我当时仔细观察了一下她的情况，本来就患有肩周炎两三年都没有治疗，再加上车轱辘一轧，更是雪上加霜，也给治疗增加了难度。我给她做了20次治疗，没有见到什么效果。她认为治不好了，心灰意冷了，想放弃治疗。我鼓励她说："这个病是针灸比较好的适应证，如果坚持治疗一定会治好的。"

她听从了我的建议，接着治疗。在原来针刺基础上增加了艾灸、拔火罐和中药穴位注射，同时坚持肩关节的功能锻炼。贵在坚持，功夫不负有心人。果然，到了第3个疗程的第4次，老人非常开心地跟我说："哎呀，王医生，昨天晚上我睡得可好了，肩膀只疼了1个小时。你说这是不是开始见效了？"后来果然是治一天好一天，第4个疗程以后，她的肩周炎就痊愈了。

方大姐的肩周炎痊愈之后，她一直按照我提出的要求，坚持上肢的功能锻炼。所以到现在十多年的时间，肩周炎一直没有复发过。在完全治愈两年之后，有一次联合国一个邮电代表团到我们学校来，要参观一下针灸治疗治病的一些神奇。方大姐还应我们学校的邀请，为外国友人现身说法，现场演示针灸治疗肩周炎的全过程，以及她痊愈后肩关节的活动情况，其中的有些动作就连普通健康人都做不到，也让外国朋友们惊叹不已。

我讲这个病例就是想告诉大家，什么病不到万不得已的时候不要轻易放弃。许多病人在治疗过程中可能也会遇到这样的情况，很多人刚开始治疗一段时间没有效果，就不坚持了，有点灰心丧气，失去信心了。但是我要提醒大家，一定要坚持治疗，刚开始治疗没有效果肯定是有原因的，但是治疗积累一段时间后，一定能看到光明，迎来曙光的，请大家要有信心，坚持到底就是胜利！

坚持以"肩三针"和下肢为主要的几个穴位艾灸，再灵活地配合指压、按摩、拔罐和功能锻炼，不失为治疗肩周炎的理想之法。

希望读者朋友们看了这一节之后，能够对肩周炎有一个初步的认识，特别要学会穴位保健治疗的具体方法和对功能锻炼的要求，为自己、为家人、为亲朋好友解除病痛。

第十九章
腰痛的穴位治疗

> **选穴**：局部取腰阳关穴、肾俞穴，远端取委中穴，肾虚腰痛加关元穴和气海穴，气滞血淤型腰痛加人中穴和腰痛点。
> **自疗方法**：①腰阳关穴、肾俞穴：用指压、按揉法，或用手掌搓擦法，一般按揉100～200下，把局部搓擦得很热；也可以用艾灸、拔火罐或皮肤针叩刺法。②委中穴：用指压、按揉法，也可以用皮肤针叩刺法、三棱针刺血法。③关元穴、气海穴：艾灸。④人中穴、腰痛点：点按人中穴，用拇指和中指掐按腰痛点。

❖ 腰者，一身之要也

　　腰痛是人类特有的疾病，当人类开始直立行走的那一天起，我们的腰部就承受着来自人体的压力，给腰部健康埋下了隐患。很多人因为过于劳累或不慎扭伤等，使他们不可避免的产生了腰痛。

　　我们都知道腰是人体中一个非常重要的部位，腰椎是我们人体最大的锥体，它的活动幅度很大，每天的负重量也很大。腰部的活动机会多，活动的幅度大，损伤的机会也就多。我们来看看"腰"这个字是怎么写的呢？它是一个"月"字旁加一个"要"字，也就是说："腰者，一身之要也"，说明腰是人体最重要的一个部分。

　　现在越来越多的人出现了腰痛的问题，患腰痛的重要原因是人体经常处于一种前屈状态，如洗漱、吃饭、移动物品、家务劳动、伏案工作、伏身开车等，有统计表明，正常工作的人腰椎每天前屈次数高达3000～5000次，但后伸的动作很少。长此以往，便造成椎间盘应力不平衡，腰椎后方韧带过度牵伸，从而引起腰痛和腰部不适，甚至带来腰部疾病的困扰。

腰痛的中医分型

中医把腰痛分为风寒湿型、气滞血淤型和肾虚腰痛三种类型。

第一种是风寒湿邪引起的腰痛，是由于平日里没有注意防寒保暖，腰部受到了风寒的侵袭，以致一遇到刮风下雨，天气变化就会腰痛。这类型的患者喜欢放个热水袋在腰部，腰部暖和以后就会感觉非常舒服。气候转暖和晴天有太阳的时候，腰痛就会明显好转。

第二种腰痛属于气滞血淤型，一般都是跌打损伤造成的，就是说患者有跌打损伤的病史，比如说曾经扭伤过，或者殴打致伤、交通事故。另外，还有一些外科手术造成的损伤，或者一些人是长年累月形成的骨质增生、骨刺，我们也都把它们归为气滞血淤型腰痛。气滞血淤型的腰痛有两个判断标准：第一个是患者有跌打损伤的病史；第二个是拍片子，有骨质增生或者腰椎肥大的现象。满足以上两个条件的腰痛，都属于气滞血淤型腰痛。还有一点大家需要注意，大部分气滞血淤型的病人都伴有一条腿的坐骨神经痛，其他两型的腰痛则都不会有这种症状。

第三种腰痛是属于肾虚腰痛。这类型的腰痛病人一般都是一些老年人。因为人在成长过程中，肾脏是在不断衰老的，再加上经年累月的工作操劳，就会出现腰痛。这类型的腰痛跟风湿性腰痛比的话，疼痛的程度要轻。肾虚腰痛是一种隐隐地酸痛。这类病人会经常腰酸腿软、头晕耳鸣，而且怕冷。我们经常在一些电影或电视剧上看到这样的镜头，一个地主老财的旁边常有一个小丫环专门给他捶腰，她们都是轻轻地捶。为什么呢？因为地主们的腰痛不是很厉害，不用捶重。地主们过去是妻妾成群的，性生活显然是偏多的，因此肾虚腰痛就比较多见。

腰痛的局部取穴

治疗腰痛，自然就要把腰部的穴位作为刺激的主要目标。第一个穴位是腰阳关穴，第二穴位叫肾俞穴。既然"腰为肾之府"，那我们就要选跟肾关系最密切的穴位，那就非肾俞莫属了。

肾俞穴在第2腰椎棘突下旁开1.5寸的位置。我们可以先找到肋弓最下面的第12肋骨，左右肋弓下缘的水平连线大约就是通过第2腰椎的。然后再找到肩胛骨内缘到脊柱的中点，就是脊柱旁开1.5寸了，这样就能准确地找到肾俞穴了（图19-1）。

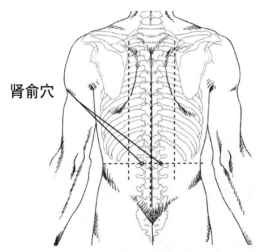

肾俞穴

肋弓下缘或肚脐的水平线与第2腰椎相平齐，第2腰椎左右旁开1.5寸，就是肾俞穴。

图19-1　肾俞穴的位置

腰阳关在腰骶部后正中线上第4腰椎下的凹陷中（图19-2）。正常情况下，腰阳关正好在皮带的下面。还有一个找到腰阳关的好方法：摸到自己两边胯骨的最高点，然后在这两个最高点之间连一条线，这条线就是经过第4腰椎下面的腰阳关穴。

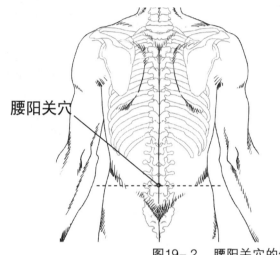

两边胯骨的最高点的连线与人体后正中线的交点，就是腰阳关穴的位置。

图19- 2　腰阳关穴的位置

　　腰部这两个穴位的操作最好是由别人来做，可以首选指压、按揉法，或者是用手掌搓擦法，一般要按揉100～200下，把局部搓擦得很热，能起到疏通经络、抵御风寒的效果。

　　再就是用艾灸、拔火罐或皮肤针叩刺法，特别是跟天气变化关系密切的腰痛，艾灸、拔火罐是最合适的。由于腰部宽阔、平坦，具体可用艾灸盒施灸和推罐法施术。

腰痛的远端取穴

　　说完了腰部的局部穴位，我们再来看看远端取穴。

　　在我们的腿上有一个对于治疗腰痛很重要的穴位，那就是膀胱经在腿上的委中穴。所谓"委"就是指弯曲的意思，"中"就是指中间，因此取委中穴时要弯着腿，委中穴就在我们的腿弯（腘窝）正中央（图19-3）。

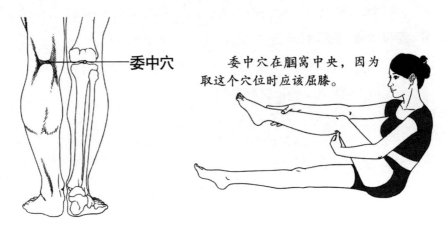

委中穴

委中穴在腘窝中央，因为取这个穴位时应该屈膝。

图19-3   委中穴的位置

委中穴在针灸学上被列为治疗腰背疼痛最重要的远端穴，因为膀胱经在背部左右各有两条，一共是四条，它们经过背部、腰部、臀部、大腿，然后都汇聚在委中穴这里，所以一刺激这个地方，就可以起到一穴通数经的作用。因此，把委中穴列为治疗腰背疼痛最好的腧穴是再恰当不过了，故有"腰背委中求"的歌诀。

委中穴的操作方法有以下几种：第一种是指压、按揉法，可以用拇指或中指点压、按揉委中穴，双手同时操作；第二种操作方法是皮肤针叩刺法，或直接用无菌三棱针、采血针、缝衣针刺破穴处怒张的静脉血管，排出淤血（如果觉得出血量不够，还可以在点刺出血的基础上加拔气罐，以助排血）。

如果是腰扭伤的话，用皮肤针敲打是非常必要的。最好是不要按揉，就直接用皮肤针敲打，而且要把两边的穴位都敲出血，出血量可以稍微大一些。也可以用针在委中穴进行点刺放血，点刺前首先要不断地拍打委中穴，拍打以后会发现这个地方有一条很粗的静脉，把针消毒后，再刺破静脉让它出血。可以用三棱针，也可以用一根比较粗的缝衣针来点刺放血。当然，皮肤针更安全一些。大家不要心疼出的这些血，因为这些血中已经没有氧气了，都是没有用的废血，不妨让它多出来一点，可以起到"推陈出新"的目的。可以将流出来的血擦掉，再叩刺，再擦掉。等看到流出的血液颜色慢慢地变淡，一直到变成了鲜红色为止，这个时候就不要再叩刺了。

在进行穴位操作时，有一点大家一定要注意：不管在委中穴上实行的是按揉法、皮肤针叩打法、还是三棱针刺血法，都要在操作的过程中让患者配合活动腰部，这是对远端取穴的共同要求，这样做腰痛会恢复得更快。

·王教授提醒·

有一点我要提醒大家注意，由于委中穴处有大神经和大血管经过，故不能用灸法，以防可能导致的损伤。

肾虚腰痛的加穴

肾虚型的腰痛除了腰阳关和肾俞这两个主穴之外，还要再加两个穴位——关元穴和气海穴。

关元穴位于腹部正中线脐下3寸的地方，可以用横指同身寸取穴法，把示指、中指、无名指和小指并拢，以中指横纹为标准，这四指的宽度为3寸。气海穴在腹部正中线脐下1.5寸，也就是肚脐与关元穴连线的中点（图19-4）。

关元和气海是两个补肾大穴，关元穴是元阴、元阳交关之所，元阴、元阳也即肾阴、肾阳，所以关元穴就是一个善于补肾阴、肾阳的穴位。常灸关元穴不光可以治疗一系列肾虚证，还可以收到延年益寿的保健效果。

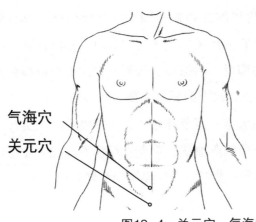

脐下3寸是关元穴。
关元穴与肚脐的中点，是
气海穴。

气海穴
关元穴

图19-4　关元穴、气海穴的位置

气海穴，从它的名字我们就能体会到，这个穴是我们全身的气聚集的地方，穴位在下焦，当然可称为是人体的"元气之海"了。所以，气海也是个补益肾气特别好的穴位。与关元合用，相得益彰。

曾经有一个老者腰痛找我诊治，我通过问诊和检查，认为是"肾虚腰痛"。于是让他侧卧，在下腹部关元、气海施灸，腰部肾俞拔罐。老人不理解地问：医生，我是腰痛，不是肚子痛，你怎么在我肚子上治疗啊？我说：你这是肾虚腰痛，要补丹田之气，这是治本之法。这也是我们中医针灸用穴位治疗的一种奥妙之处——前后配穴法。通过15~20分钟的治疗以后，老人躺在那里说："医生，我现在感觉非常好啊，腰已经不痛了，而且全身都感到舒服。"治疗结束后，老人还连声说："奇怪！奇怪！"当然，也还有另外两个字："谢谢！谢谢！"

气滞血淤型腰痛的加穴

气滞血淤型的腰痛，包括跌打损伤、腰椎骨刺、骨质增生等引起的腰痛，可以着重操作两个穴位——人中穴和腰痛点。

人中穴是一个大家都比较熟悉的穴位，就在我们的鼻子下面。它为什么能治疗急性腰扭伤这类气滞血淤型的腰痛呢？因为人中穴是属于督脉的一个穴位，督脉就在我们身体的后正中线上，与脊柱相重合。而扭伤十有八九是督脉的损伤，腰椎损伤就意味着经脉也受到了伤害，所以说人中穴可以起到疏通督脉、缓解腰痛的作用。

有人听到"腰痛点"这个名字，会以为就是在腰部寻找阿是穴，其实不然。腰痛点在我们的手背上，我们先找到指掌关节与腕关节这一段距离的中间位置，再摸第2、3掌骨和第4、5掌骨之间的两个凹陷，凹陷的中点就是腰痛点了，每只手有2个腰痛点，左右共4个（图19-5）。穴位找对了的话，用手轻轻掐按，患者会有酸痛的感觉。

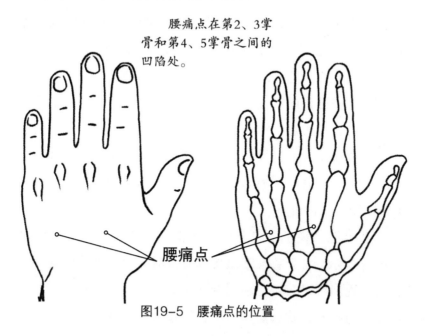

腰痛点在第2、3掌骨和第4、5掌骨之间的凹陷处。

腰痛点

图19-5　腰痛点的位置

操作的时候，可以分别用拇指和中指掐按腰痛点，力度可以重一些，因为气滞血淤需要较强的力度，才能够疏通经络、行气活血。同时让患者活动腰部，速度可以慢一些，活动的幅度由小到大。

自己动手就能治好腰扭伤

1976年上半年，我还在武汉工作的时候，随医疗队下乡巡回医疗。有一次路过一个水利工地，发现有一个农民因为抬石头不慎腰扭伤了，疼痛难忍，腰不能动。我当即给他针刺了人中和后溪两个穴位，并让他活动活动腰部。这位农民工一边活动一边说"好！好！好！"。几分钟后就惊呼"不痛了！不痛了！"，原来不能活动的腰也能活动了。

就在2009年10月我到美国讲学前夕，南京市公安局的一位朋友腰扭伤了，来到南京中医药大学找到我用针灸治疗。也是经过如同上面那个病人一样的治法，两次而愈。

上面讲的是别人的腰扭伤，下面我给大家讲讲我自己腰扭伤的情况。

2010年4月23日下午，我在下蹲时突然腰扭了，当时就不能站起来正常行走了。我心里非常焦急，因为第二天一大早我就要到常州市去为市民们做针灸穴位养生保健讲座，自己腰痛，不能伸直，还怎么做讲座呢？为了不影响第二天的正常讲座，情急之下，我就自我按压人中、后溪、腰痛点和委中穴，一边按压，一边慢慢活动腰部。腰扭伤很快也就好了，为了巩固疗效，晚上我还围着小区的湖快走了两圈。由于治疗及时，方法得当，丝毫没有影响第二天的讲座。

有的患者可能会说了，我急性腰扭伤两三年了，已经形成慢性腰肌劳损了，该怎么办？对于急性腰扭伤没有及时有效地治疗而转为慢性腰肌劳损的患者，我们可以在腰背部用指压、按摩、艾灸、拔火罐的方法来治疗。如果选用委中穴，就只能用指压轻轻按揉或皮肤针轻轻叩刺，就不适合重叩出血了。

记得是1976年，我在武汉公安局工作的一位高中同学，他患急性腰扭伤多年，后来只要天气不好就发作（慢性腰肌劳损急性发作），在针灸科门诊找我给他拔罐治疗。我给他在腰背部拔了6～8个大罐。拔上火罐后由于病人很多，忙不过来，就把他给忘了。过了一段时间，他喊我，问他的时间到了没有？我一看，哇！已经40多分钟了，不是时间到没到的问题，而是超过了正常拔罐时间的4倍之多了（每次拔火罐的时间一般是控制在10分钟左右）。赶忙取罐，结果每一个火罐都起了许多血泡，于是便作了相关处理，用消毒针刺破血泡，用棉球把里面的水压出来（不能把水泡挑破，否则，破皮之处碰到衣服摩擦会引起疼痛，或者造成感染），再涂上一点烫伤膏、黄连膏，敷上干净纱布。经过这样的处理，他身上水泡、血泡的创口很快就愈合了，而且没留下斑痕。几天后，那位朋友打电话给我说，他的腰痛从那次治疗之后竟然一次而愈，再不像原来每次发作，都要做3～5次拔罐治疗了。

此事给了我们一个启发，就是中国有一句成语叫做"物极必反"，我上面讲的那个病例就是"物极必反"的道理，一次饱和刺激量带来了特殊治疗效果。就像有的人会在扎针的时候因刺激量大了而晕倒（医学上称为"晕针"），但是往往这类病人的疗效要比不晕针的人好得多。所以，在针灸学中又有一句行话叫做"十针不如一晕"，就是说针治十次，还不如晕针一次的治疗效果。

这个病例其实也是为了告诉大家，我们向大家所介绍的家庭穴位保健方法，都是很安全的，大家完全可以放心使用。有时候艾灸或拔火罐，可能会因为火力太强或者时间太久出现水泡、血泡什么的。这也不要紧，大家不必紧张。其实，中国古代及20世纪30年代日本盛行的发泡灸法、瘢痕灸法，还提倡有意识地灸出水泡来，并且还将灸后是否发泡（谓之"灸疮"）作为灸疗效果的依据呢。

现代有研究表明：水泡的产生和灸疮的出现，是机体的一种蛋白质变异现象，这种异性蛋白的刺激，就像人们种牛痘防天花一样，能够提高机体的免疫防卫能力，提高治疗效果。

 ·王教授提醒·

　　那么，在艾灸或拔罐过程中为什么还要防止烫伤呢？主要有以下几个原因：一是避免引起患者不必要的疼痛；二是防止出现感染；三是为了能使灸疗防病治病的方法能顺利地在广大群众中得以推广、普及，避免有人因为灸疗会起水泡而不愿接受这种对防病保健、益寿延年有着重要健康意义和作用的绿色疗法。

第二十章
"百家争鸣"治鼻炎

> **选穴**：迎香穴、印堂穴、风池穴、肺俞穴。
>
> **自疗方法**：①迎香穴：对症状轻的急性鼻炎，按揉半分钟。②印堂穴：中指按揉迎香穴半分钟后，沿鼻两旁继续上推，经鼻根一直推到印堂穴。如此反复。③风池穴：按揉或用捏法，一般每次对捏200次左右，共2～3分钟；也可以用无菌皮肤针敲打2～3分钟。④肺俞穴：指压法、按揉法，也可以用皮肤针叩刺法或艾灸法。

您是属于哪种鼻炎

很多人都有鼻炎，而且发作严重的时候就像得了重感冒一样让人特别难受。一般来说，形成鼻炎的原因很复杂，因此鼻炎也分很多类。从大的方面分，鼻炎基本上可以分为两种类型：一种是因为感受风寒而得的鼻炎，还有一种是过敏性鼻炎。

我们首先来了解一下风寒类的鼻炎。

风寒类的鼻炎又叫"急性鼻炎"，这种病人的鼻黏膜毛细血管对风寒刺激的抵抗力很差，所以天气一有变化，气温一下降或者一刮点风，就很容易伤风感冒，鼻炎就会发作。它的症状跟重感冒很相似，也是鼻塞、流清鼻涕，有的还会伴有头痛。急性鼻炎如果不及时治疗，或者治疗方法不恰当的话，也可以衍变成慢性鼻炎。慢性鼻炎会出现鼻甲的肥大，或者是鼻甲的萎缩。慢性鼻炎的病程比较久。

过敏性鼻炎跟哮喘有很多相似的地方，它的发生与生活环境及自然环境中的很多致敏因素都息息相关。在哮喘那一讲中，我们谈过哮喘的六大过敏源，这同样也是过敏性鼻炎的过敏源。

除了我们说的鼻炎，还有一种疾病叫做鼻窦炎，鼻窦炎的发生实际上跟伤风感冒有关。人在伤风感冒的时候，病菌就会从鼻腔传到鼻窦里。鼻窦在哪里呢？鼻窦就是我们的鼻根部，两眉之间的地方。如果这个地方出现了炎症的话，除了会有鼻塞、流涕之外，还会伴有疼痛。

我们身边一些患鼻炎的朋友，自己并不重视，不去看医生，也不吃药，整天就像感冒一样。须知，因为鼻炎拖得越久，鼻甲变肥大的程度或者萎缩的程度就会越重；拖的时间越久，患者抗风寒的能力就越差，便会越容易感冒。而且，鼻炎患者的嗅觉会随着鼻炎的加重越来越差，到最后可能什么气味都嗅不出来了。因此，鼻炎患者一定要抓紧时间上正规医院及时诊治。

中医治疗鼻炎的方法有很多，就算是选用同一个穴位来治疗鼻炎，施治方法也多种多样，可谓"百家争鸣"，各显神通。其实，不管是用什么方法来治疗鼻炎，只要有疗效就说明是好方法，我们不妨来看看怎样用穴位来治疗鼻炎吧。

治疗鼻炎的常用穴和操作方法

鼻炎很顽固，不是很好治疗。大多数情况下，吃药也只能起到一个暂时缓解的作用，只有抓住治疗鼻炎的关键，才能从根本上缓解鼻炎。这里我们所讲的穴位治疗鼻炎的方法，临床使用后发现治疗效果比较明显，操作起来也非常的方便，患有鼻炎的读者不妨在认真学习之后加以尝试。

治疗鼻炎，首先我们当然要先取鼻子周围的穴位了，第一个穴就是迎香穴。迎香穴，顾名思义，就是让鼻子能闻到香味的意思。迎香穴就在鼻孔旁边、鼻翼中点旁开5分左右的鼻唇沟中（图20-1）。是治疗鼻炎的第一要穴，有宣肺气、通鼻窍、增嗅觉的作用。症状比较轻的急性鼻炎，按揉半分钟之后鼻子就会通气了。有些敏感型的人，稍微按按鼻子就会通了。

第二个穴位叫"印堂"，印堂穴就在两眉头连接的中点处，印度妇女点吉祥痣的地方（图20-2）。

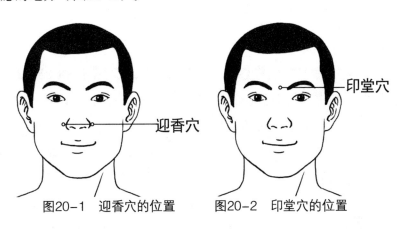

图20-1　迎香穴的位置　　　图20-2　印堂穴的位置

印堂穴如果是我们自己操作的话，可以用中指按揉迎香穴半分钟之后，将中指沿着鼻子两旁继续向上推，经过鼻根一直推到印堂穴。如此反复上下推，速度可以快一点，推到鼻腔感觉到发热为止，一般做100下左右就可以了。这个推的动作可以把迎香穴和印堂穴一起刺激到。

除了面部的一些穴位外，后头部的风池穴也是治疗鼻炎的常用穴。风池穴是一个很重要的穴位，这里有神经、经络深入大脑，而且同五官有密切的联系，鼻子就是其中的一个分支。风池穴怎么找呢？它就在我们后脑勺的两边凹陷中。风池穴有个简易取穴法，将拇指和中指分开，然后自然放到患者枕骨的两边慢慢向下方滑动，到了后项部两边的凹陷中，手指会感觉堵在两个明显的凹陷里，这就是风池穴（图20-3）。

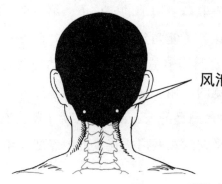

风池穴

风池穴在后枕部两侧
下方，入后发际1寸的凹
陷之中。

图20-3 风池穴的位置

我们可以用拇指或示指按揉风池穴，注意手指要向深层用力。为了减轻手指用力的疲劳，可以将四指交叉紧贴后枕部，拇指朝下按揉风池穴；也可以用拇指和中指做对捏法，一般每次对捏200次左右，大概2～3分钟；还可以消毒后，用无菌皮肤针敲打2～3分钟。

肺俞穴也是一个治疗鼻炎比较好的穴位，因为中医学认为，肺开窍于鼻，鼻子就是与肺相连的外在器官。鼻子和肺同属于呼吸系统，所以说，治疗鼻炎离不开治肺，甚至可以说"从肺论治"是治疗鼻炎的根本治法。

肺俞穴是膀胱经在背部的一个穴位，第3胸椎下旁开1.5寸（图20-4）。可以用指压法、按揉法，也可以用皮肤针叩刺法，或者是艾灸法。

肺俞穴

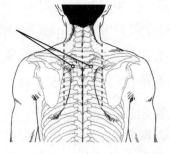

肺俞穴位于第3胸椎
下旁，在肩胛骨内缘与人
体后正中线的正中间。

图20-4 肺俞穴的位置

对于风寒类鼻炎比较严重的患者，我们还可以用艾灸法。我们要先判断自己是否属于风寒感冒，如果说患者流的是浓鼻涕，而不是清鼻涕，而且浓鼻涕呈黄色，同时鼻塞也很严重，舌苔呈黄色，尿也是黄色的，那么这种情况就不属于风寒感冒，我们就不要再用灸法了。可以直接用皮肤针敲打，或者是按揉法。

治疗鼻炎的其他方法

鼻炎治疗难度较大，除了可以用穴位疗法外，还可以尝试用药物贴敷的方法。这里给大家介绍一个简单的贴敷药方子：藿香、白芥子各20克，细辛、白芷、甘菱、丁香、肉桂、元胡各10克。捣成粉末，然后用生姜汁或辣椒水调成糊状备用，每次取火柴头大小，贴敷在膻中、大椎、肺俞等穴，外用创可贴或干净纱布覆盖。每次可贴6～8小时。大人适合晚上睡觉前贴，次日早上起床时取掉。小孩睡觉不老实，有的还会乱翻乱滚，容易弄掉药膏，所以小孩宜白天贴敷。早上贴敷，下午去掉。

贴敷的药方对皮肤均有一定的刺激性，病人可能会感觉到贴敷的地方有点刺痛，严重的可能会刺激皮肤起水泡。这些都是治疗的正常反应，无需紧张，只要注意不要用手去抓，防止感染就行了。

鼻炎患者的注意事项

鼻炎患者平时应该注意那些问题呢？

首先，在生活起居上，居室每天应注意开窗通风，保持室内空气新鲜；患者要适当的户外运动，多做深呼吸，增强抵抗力；注意保暖，避免和预防能引起鼻炎发作的因素，如受凉、伤风、感冒等；不管是大人还是小孩，最好养成一年四季都用冷水洗脸的习惯，这样可以增强鼻黏膜对寒冷的抵抗力。用冷水洗脸最好是从夏天开始一直坚持下来，这样气温降低时也可以慢慢适应，就能一直坚持到冬天。在用冷水洗脸的时候，要有意识地用自来水管的水浇浇鼻子，以增强鼻黏膜毛细血管对寒冷的抵御能力。

其次，要清淡饮食，多吃些富含营养且容易消化的食物，不吃生冷、海鲜、辛辣、油腻之品。多饮热开水，保持大便通畅。

第三，过敏性鼻炎患者应积极查找过敏源，以避免接触。可以做鼻腔分泌物涂片检查和变应性激发试验（一般用皮肤试验，将假定致敏物质与皮肤接触，看有无过敏反应出现）。

最后，鼻炎患者还要积极治疗其他上呼吸道疾病，但要避免长期使用血管收缩剂，以防引起药物性鼻炎；鼻塞、涕多者切忌同时捏着两侧鼻孔用力擤鼻，以免鼻腔分泌物通过耳咽管进入中耳引发中耳炎，正确的方法是按压一侧鼻孔擤鼻涕。

鼻炎是一种比较顽固难治的疾病，要想完全治好，时间就会长久一些。所以鼻炎患者一定要有信心，耐心坚持治疗。

第二十一章
快速止牙痛的自我疗法

> **选穴**：局部取颊车穴、下关穴，远端取合谷穴、内庭穴，肾虚牙痛加太溪穴、复溜穴、照海穴。
>
> **自疗方法**：①颊车穴、下关穴：用拇指端指压、按揉，也可以用皮肤针叩刺，每穴每次均200下左右。②合谷穴、内庭穴：合谷穴顺着大肠经的经脉走向上下按揉，内庭穴顺着胃经的经脉走向上下按揉，也可以用皮肤针叩刺两穴。③太溪穴、复溜穴、照海穴：指压、按揉，每穴按压2~3分钟，然后再用皮肤针轻刺。

中医如何看待牙痛

俗话说"牙痛不是病，痛起来真要命"。牙痛其实也是病，是一个看起来毛病不大，一旦痛起来就会很难受，就会严重影响我们生活、学习和工作的常见病症。

中医是如何看待牙痛这个病症的呢？中医是从脏腑和经络两方面来认识牙病的。牙齿（包括牙龈）同胃、大肠、肾三个脏腑密切相关，从经络的角度看，胃经在从头走向足的循行过程中是经过上齿龈的，而大肠经在从手走向头面的循行过程中是经过下齿龈的。如果胃和大肠火热太盛，就会随着经脉上冲到牙龈，从而引起牙痛。所以，牙病患者看针灸医生时，医生都会问你是上牙痛，还是下牙痛？就是为了确定是属于哪一个脏腑的病变，以便有针对性的治疗。

另外，牙齿还跟同肾有很大的关系。中医学认为，肾有"主骨骼"的功能作用，而牙齿又为"骨之余"，所以，肾虚也会引起牙痛，治疗时也就要从肾经论治。

牙痛的中医分型

中医学将牙齿疼痛分为三种类型：第一种类型是风火牙痛，日常生活中比较多发，多见于那种经常抽烟、喝酒，喜欢吃火锅及辛辣、油炸、香燥食品的人。有这种不健康饮食习惯的人，时间长了胃肠道就积攒很多火热之毒，这些火热之毒会顺着经脉跑到牙齿上来出现牙痛。只不过，胃有火的人是出现上牙痛，大肠有火的人出现下牙痛。除了牙痛之外，还会伴有牙龈红肿，甚至出血、口干舌燥，喜欢喝大量的冷水，小便黄、大便干，舌红、苔黄，脉跳得快而有力。

第二种牙痛是肾虚牙痛，主要见于中老年人，一般是由于早婚、多育，或者年轻的时候迷恋手淫，婚后恣情纵欲、性生活没有节制，这就会导致肾精亏损，出现牙痛。

·王教授提醒·

风火牙痛与肾虚牙痛是很容易区分的：从疼痛的程度看，风火牙痛疼痛剧烈、难以忍受；肾虚牙痛疼痛程度远远没有风火牙痛那么厉害，而是隐隐作痛，感觉牙齿有点发酸的痛。这两种牙痛的第二个区别是，风火牙痛有牙龈红肿的症状，有时候甚至能看到溃烂、出血；而肾虚性牙痛则没有这些症状，但是却有牙根松动感，上牙咬下牙的时候总觉得牙齿发酸、牙齿有点松动，用手去动一动，能够体会到牙根有点儿活动，牙龈不红或微红，伴有头晕、耳鸣、失眠、多梦、腰酸腿软等表现。

还有一种牙痛大家都比较熟悉——龋齿牙痛，也就是老百姓通常说的"虫牙"。这类牙痛常常是因为患者不注意口腔卫生，从小就爱吃甜食；或者刷牙、漱口等这些个人卫生方面做得不好；还有爱好抽烟、喝酒的人，久而久之也会出现牙实质的损害。龋齿患者的牙齿上能看到大大小小的坑，牙齿有败坏的部分。当牙齿上的洞还没有涉及牙髓时，病人还不会觉得怎么样，可是一旦这个牙洞深了以后，涉及牙髓的神经以后，牙齿就会出现怕吃冷、热、酸、甜的食物，这个时候牙痛就非常厉害了。

牙痛治疗需对症下药

这三种类型的牙痛所用的穴位是不同的。风火牙痛应该用一些清胃肠之火的穴位，如果是牙痛症状比较轻的风火牙痛，用一两个穴位，用一次重力量的按揉就能指到病除。穴位治疗对肾虚牙痛也很有效，但是不会像治疗风火牙痛那样立竿见影，治疗次数相对要多一些。

而第三种龋齿牙痛，穴位按压当时是有效的，但不能根治，根本的治法还是需要拔牙。所以，这里我们主要针对前两种牙痛介绍一些治疗穴位和方法。当然，这些穴位对第三种牙痛也会起到临时的止痛效果。

止牙痛的局部取穴——颊车穴、下关穴

治疗牙齿疼痛，首先要在牙齿的局部（面部）找穴位。主要有两个：一个是颊车穴，另一个是下关穴。下关穴主要用来治疗上牙齿疼痛，而颊车穴既可以治疗上牙痛，也可以治疗下牙痛。这两个穴位都是属于胃经的穴位。按理说上牙齿属于胃经，但是因为颊车穴正好位于上下牙之间，所以不管是上牙痛，还是下牙痛，用颊车穴都有效。

　　首先我们来看看颊车穴的定位：颊车穴在下颌角前上方1寸的地方（图21-1）。为了把这个穴位定得精准一些，取穴时需要病人配合：先让患者把牙齿咬紧，当牙齿咬紧的时候，下颌角的前上方有一块肌肉（咬肌）会突起，牙齿一松，咬肌突起就会消失。这个咬肌突起的最高点就是颊车穴。

　　下关穴在耳前鬓角直下的颧弓下缘凹陷中，本穴的简易取穴方法正好同颊车穴相反：张口的时候有一个小骨头（下颌骨髁状突）隆起，而闭口的时候，下颌骨髁状突就会向耳门（耳屏）后移，隆起便会消失（图21-1）。

　　　　颊车穴在闭口咬牙时取穴，下关穴则在张口时取穴。按摩穴位时，则正好相反。

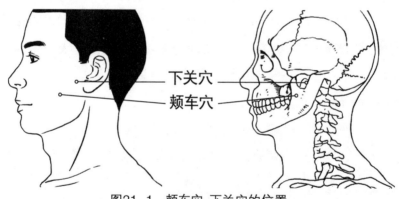

图21-1　颊车穴、下关穴的位置

·王教授提醒·

　　颊车穴要在牙齿咬紧时取穴，然后取准突起的最高点，而在操作的时候患者就不能再咬紧牙关了，而是要把嘴巴微微张开。下关穴则相反：取穴时要张口，操作时就不能继续张着嘴巴了，而是要闭上嘴巴。

　　这两个穴位具体的操作方法基本差不多，患者尽量放松面部肌肉，不要紧张，然后在穴位处实施指压，指压的时候可以用一只手托着患者的下巴，以另一只手的拇指端实施指压、按揉；也可以用皮肤针叩刺。无论是指压，还是皮肤针叩刺，每穴每次均200下左右。如果是胃肠火盛牙痛，皮肤针可以叩刺出血。

止牙痛的远端取穴——合谷穴、内庭穴

人体有两个远端穴位治疗牙痛的效果非常好，一个是大肠经在手上的合谷穴，一个是胃经在脚上的内庭穴。

合谷穴位于手背第1、2掌骨之间略靠第2掌骨中点（图21-2），合谷穴有两个简单取穴法：①手掌伸直，手背朝上，拇指向示指靠拢，在第1、2掌骨之间有一肌肉隆起，肌肉隆起的最高点即是；②将一只手的拇指指间关节横纹压在另一手张开的拇指、示指之间的指蹼（虎口边缘）上，拇指尖下即是合谷穴。

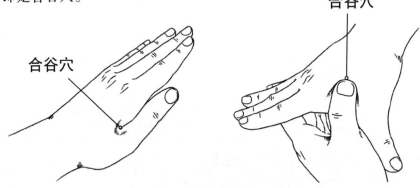

图21-2 合谷穴的位置

合谷穴是一个止痛要穴，由于大肠经在从手走头的过程中有一条小分支进入下齿龈，所以，合谷穴所治疗的牙痛侧重于下牙痛。

合谷穴的操作方法是以指压为主，最好是将一只手的指尖朝向自己的

胸部，另一只手的拇指掐按穴位。要领是一定要顺着大肠经的经脉走向上下按揉，而且用力的方向是往手腕方向，目的是让按压所产生的酸麻胀感能够顺着经络往上放散到下齿龈。有些经络比较敏感的人在按压了合谷穴以后，就会感觉到本来还痛得有点火烧火燎的牙齿会有一种清凉的感觉，这表明按压合谷穴已经产生了清热解毒的功效，能够消除牙齿的红肿热痛。也可以用皮肤针叩刺，甚至要求叩出血来。但是不能用灸法，因为大肠本来就有火，以免火上浇油。

内庭穴在足背第2、3趾缝的纹头端（图21-3），由于胃经在从头到足的过程中有一条小分支是进入上齿龈的，所以，内庭穴所治疗的牙痛侧重于上牙痛。内庭穴的操作方法也是以指压为主，要领是一定要顺着胃经的经脉走向上下按揉，而且用力的方向是往足踝方向，目的是让按压所产生的酸麻胀感能够顺着经络往上放散到上牙齿。内庭穴治疗胃火牙痛也不能灸，因为有胃火，越灸火会越大。而用皮肤针敲打就能发挥很好的治疗作用，有意识地敲出点血来，止痛效果会更好！

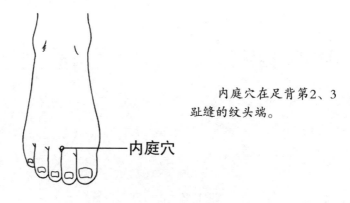

内庭穴在足背第2、3趾缝的纹头端。

内庭穴

图21-3 内庭穴的位置

几年前，有一次我在江苏省推拿按摩学校上课，有个女学生正好牙痛，课间有同学给她做了合谷穴按压，没有收到效果，下课以后她就找我给她看看。她痛在下牙，牙龈可见红肿，当属于风火牙痛。下牙痛取合谷穴是对的，怎么能没有效呢？我也是给她按压了合谷穴，结果手到痛止。她说怪了，怎么老师一按就好了，我同学按就不管用呢？我问那个学生是怎么样按压的？才发现那个同学没有顺着经脉走向按揉，而用的是错误的横向按压，所以收效甚微。

再给大家举个例子，我在武汉工作的时候，有一个患者在我们医院肝病科住院，平时也爱喝酒。一天突然牙齿剧烈疼痛，难以忍受。口服去痛片也不能止痛，当晚病人彻夜未眠。次日上午前来针灸科求治。当时一侧面部微肿，上齿龈红肿，无龋齿，口干渴，苔黄燥，证属"胃火牙痛"。经针刺颊车、下关、内庭几个穴位，强刺激泻法，当即痛止，且感觉到齿龈清凉舒适，一次即愈。

治疗牙痛也需"团队合作"

治疗肾虚牙痛要加几个补肾精的穴：第一个就是位于足内踝高点与跟腱水平连线的中点的太溪穴（图21-4），属于肾经的第一要穴；第二个穴位是复溜穴，在太溪穴上2寸（图21-4）；第三个穴位是照海穴，在内踝尖正下方的凹陷处（图21-4）。

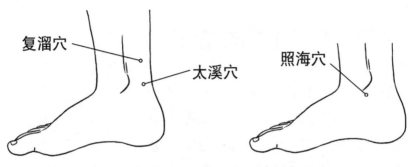

图21-4　太溪穴、复溜穴、照海穴图的位置

　　肾经三穴都能够滋补肾阴而养骨髓，主要采用指压、按揉法，每个穴位按压2~3分钟，然后再用皮肤针轻刺。肾虚牙痛虽然是虚证，但一般也不能用灸法。为什么呢？因为肾主水，肾一旦虚了以后就容易生虚火，导致虚火上炎，从而出现牙痛、牙龈微红。这里的牙齿松动、牙龈微红就是虚火上炎引起的。实火牙痛绝对不能施灸，虚火牙痛最好也不要用灸法。指压按揉、皮肤针叩刺是治疗肾虚牙痛的主要方法。

　　在用远端穴位治疗牙痛时有一个特殊的要求，就是施术者在按揉远端穴位的同时，患者要配合做咬牙、叩牙动作，这也是一种口腔运动的方式。这样治疗3~5次，患者就能感觉到牙痛明显减轻，牙齿松动的感觉也会有所好转。坚持治疗3~5个疗程（一般10次为1个疗程）即能得到根治。

　　· **王教授提醒** ·

　　治疗龋齿时，除了用穴位以外，还有一些简易的小方法：那就是将新鲜的生姜、大蒜瓣、花椒、朝天椒等捣烂，根据龋齿洞的大小挑一点点填塞到牙洞里，或者用干净棉球蘸少许花椒粉、辣椒粉填塞到牙洞里，一般都可以马上收到止痛的效果。

穴位治疗牙痛的注意事项

　　最后说一说牙痛家庭自我保健的注意事项。

　　首先，当然是平时一定要注意口腔卫生和保护牙齿，尽量少吃或不吃生硬难咬的食物，避免冷、热、酸、甜的刺激。

　　其次，孕妇牙痛不能用合谷穴治疗。因为重力掐按合谷穴，能够引起较强的子宫收缩，容易导致流产或引起早产。我有一个学生，在一家大的宾馆医务室工作，有时一些部门经理喜欢到他那里玩，有的还向他学习一些简单的医疗保健知识。有一次，一位经理找到他说自己的爱人怀孕流产了。问起缘由，原来经理的爱人夜间突然牙痛，我们这位对合谷穴治疗牙痛一知半解的经理为了在自己爱人面前"露"一手，就为爱人重力掐按了合谷穴，牙痛当时很快就止住了。没想到两天之后爱人就开始小肚子疼痛，同时伴有阴道流血现象。经医院妇科医生检查，确认是流产了。所以，对于成年育龄期的女性，如果涉及需要用合谷穴治疗的情况下，事先一定要了解她的月经情况，在排除了受孕的情况下，方可取用合谷穴。切不可马虎从事！

再次，龋齿牙痛用指压法仅可暂时止痛，根治仍需补牙或拔除蛀牙。

最后，还有一点大家要注意的，在口腔科有时会出现误将三叉神经痛当做牙痛，以致冤枉拔牙的"冤假错案"。为什么会这样呢？因为支配牙髓质的神经都是由三叉神经细分出来的，三叉神经第2支疼痛很容易与上牙痛混淆，三叉神经第3支疼痛又很容易与上牙痛混淆。所以，注意将牙痛与三叉神经第2、3支疼痛相区别，十分重要。

第二十二章
穴位疗法驱走咽喉疼痛

选穴：急性咽喉炎选鱼际穴、少商穴、合谷穴，慢性咽喉炎选列缺穴、照海穴、太溪穴和涌泉穴，梅核气选列缺穴、合谷穴、照海穴，加天突穴和丰隆穴。

自疗方法：①急性咽喉炎：用指压法和皮肤针叩刺法刺激鱼际穴、少商穴、合谷穴，少商穴也可以直接用三棱针点刺至出血。②慢性咽喉炎：指压按揉列缺穴，或用皮肤针敲打；拇指点压、按揉照海穴、太溪穴，或者用皮肤针轻轻敲打；涌泉穴可以用手掐按，也可以用手掌搓擦，还可以用皮肤针轻轻敲打。③梅核气：天突穴指压、按揉时，要将手指弯曲，"抠"着点按揉；按揉丰隆穴，或用皮肤针敲打，也可以艾灸。

咽喉疼痛的分类

咽喉疼痛分急性和慢性两种。急性的咽喉疼痛一般出现在伤风感冒之后，症状类似于扁桃体炎或者急性咽喉炎，有的还会出现喉头的炎症（炎症的四大症状是红、肿、热、痛）。有的患者扁桃体化脓，发高烧到40℃左右，出现急性的咽喉疼痛，会出现口腔有气味、舌头红、舌苔黄、口干等症状，要喝大量的冷水才会感觉到稍微舒服点。

慢性咽喉疼痛的表现不同于急性的，慢性咽喉疼痛的主要表现是咽干、喉燥。慢性咽喉疼痛也可以由急性咽喉疼痛演变过来，由于急性咽喉疼痛长期不治，随着时间的流逝，患者的咽喉并没有出现红、肿、热、痛的情况，但是咽喉很干，会发痒，讲话声音嘶哑。这种咽喉疼痛绝大多数还与职业有关，比如说老师、演员、歌唱家、主持人等用嗓比较多的人，都很容易出现慢性咽喉疼痛。

中医学认为，咽喉与肺脏和肾脏的关系最为密切，咽喉和肺脏关系密切大家都能理解，因为它们同属于呼吸系统。但是咽喉怎么会同肾也有关系呢？因为肾的经脉是从脚下一直上达咽喉部位的，再加上中医讲"肾主水"，肾可以给我们人体各个部位提供阴液和水分，咽喉也离不开水分的滋润，一旦阴液亏虚了，就不能滋养咽喉，所以会出现咽喉疼痛和声音嘶哑。

急性咽喉炎的穴位疗法

穴位治疗咽喉炎要分清楚急性和慢性，然后对症治疗。急性咽喉肿痛常用的穴位有三个，都是手上的穴位。第一个穴位是肺经的鱼际穴，位于拇指指根下方大鱼际边缘靠第1掌骨中点处（图22-1）。由于手掌拇指侧掌根的这个地方像鱼的肚子一样，所以称为"大鱼际"，穴名随部位，故名"鱼际穴"。

第二个穴位是肺经的少商穴，在拇指内侧端指甲角旁开大约1分的地方（图22-1）。

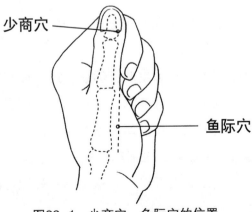

少商穴

鱼际穴

图22-1 少商穴、鱼际穴的位置

　　另外一个治疗急性咽喉肿痛的穴位叫合谷穴。合谷穴位于我们的手背部位，在第二掌骨中点的示指侧（图22-2）。合谷穴是大肠经的一个穴位，有些人可能会问："病在咽喉，我们为什么要取大肠经的穴位呢？"主要有两个依据：第一是因为大肠跟肺是表里关系；第二个原因是大肠经是从手走到头的，经脉的走行刚好经过咽喉，所以合谷穴也可以治疗急性咽喉肿痛。

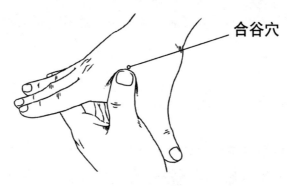

合谷穴

图22-2　合谷穴的位置

　　下面我们来讲讲这三个穴位怎么操作。首先大家要记住，用这三个穴位治疗急性咽喉肿痛的时候不能用灸法，因为患者本身就有红肿热痛了，所以不能再火上浇油了。我们就用指压法和皮肤针叩刺法。指压时用力的重点应往上，不能往下；皮肤针叩刺之前，一定要将皮肤针和叩刺部位消毒，可以敲出点血来。

　　少商穴除了可以用指压法和皮肤针叩刺，还可以直接用三棱针点刺出血的方法。如果家里没有三棱针的话，也可以用缝衣服的粗针代替。先把针放在火上烧一下，消消毒，然后用酒精消毒少商穴，将针对准少商穴迅速地浅刺一下，然后挤出血来，用棉球擦掉血后再挤，可以挤5～10滴血。要一边点刺挤血，一边让病人吞口水。这也是一种配合治疗的方法，可以提高治疗效果。

✿ 慢性咽喉炎的穴位疗法

治疗慢性咽喉炎的穴位，有上肢的穴位，也有下肢的穴位。

上肢的穴是列缺穴，在腕关节拇指侧上方约1.5寸处的高骨上的骨槽中（图22-3）。列缺穴有个简便取穴法：将自己的两个手虎口交叉起来，上面那只手的示指伸直放平（注意保持腕关节伸直），示指端压在手腕高骨上，动动指头，能感觉到有个骨缝，就是列缺穴所在。

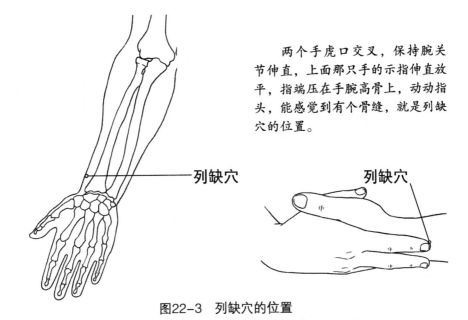

两个手虎口交叉，保持腕关节伸直，上面那只手的示指伸直放平，指端压在手腕高骨上，动动指头，能感觉到有个骨缝，就是列缺穴的位置。

列缺穴

列缺穴

图22-3　列缺穴的位置

列缺是肺经的穴，可以宣通肺气，消除咽喉部的肿痛。操作时，既可以用指压按揉法（拇指指甲掐按在穴上的骨槽中，向上方用力按揉），也可以用皮肤针敲打（用小头对准那个骨缝轻轻敲打）。

下肢的穴位可以分别选用肾经的照海穴、太溪穴和涌泉穴。照海穴在内踝尖正下方的凹陷中，太溪穴在足内踝高点与跟腱水平连线中点（图22-4），可以用拇指点压、按揉，或者用皮肤针轻轻敲打，不要敲打出血来。涌泉穴在脚底的上1/3与下2/3交点（图22-5）。涌泉，顾名思义，是说水像泉水一样从此处涌出来的意思，这个穴是补水的一个穴位。刺激涌泉穴可以使肾水增加，然后将阴液上输到咽喉部，从而缓解咽喉肿痛。涌泉穴可以用手掐按，也可以用手掌搓擦，还可以用皮肤针轻轻敲打（不宜出血，以防影响走路）。我们经常会看到有些老人锻炼时喜欢踩石子，其实这也是刺激涌泉穴的好方式，能起到激发肾气、滋养阴液的作用。

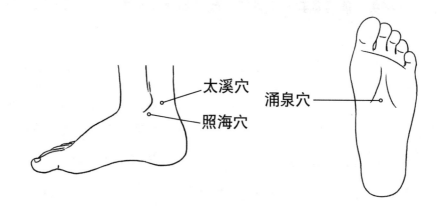

图22-4　照海穴、太溪穴的位置　　图22-5　涌泉穴的位置

梅核气的穴位疗法

"梅核气"是指患者感觉咽喉里头好像有一个东西堵住了，吐之不出，咽之不下，而进食时，则毫无梗阻。上述感觉在紧张工作、专心做事或入睡之后可以完全消失，闲暇无事或情志不畅时异物感明显，当吞咽口水或空咽时更觉明显。中医学认为，梅核气主要是因肝气郁结、情志不畅而克伐脾胃，致痰气循经上逆，结于咽喉而成。中医说的这种痰是指无形之痰湿，所以，梅核气患者并不一定是真痰多。

用穴位治疗梅核气，除了要用到前面提到过的列缺穴、合谷穴、照海穴这些穴位之外，还要加上两个穴：一个是咽喉局部的天突穴，一个是祛痰要穴丰隆穴。

天突穴就在胸部两侧上方左右两边锁骨之间的凹陷处，也就是我们胸骨柄上面的浅窝（图22-6）。在指压、按揉天突穴时，不能用手指直直地往里按压，这样患者会因为有憋气感而不舒服，要将拇指或中指弯曲，用指端往胸骨内下方"抠"着点按揉。

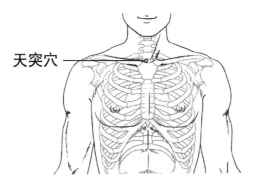

天突穴

天突穴在两锁骨中间、胸骨上方的凹陷处。

图22-6　天突穴的位置

丰隆是胃经的一个穴位，在足外踝高点上8寸，距胫骨前嵴外侧旁开2横指（中指）宽，外膝眼到足外踝之间的距离是16寸，取它们的中点正好就是8寸（图22-7）。按揉丰隆穴时可以用力重一些，同时在按压合谷、列缺、照海、丰隆等穴位时，一定要让病人一个劲地做吞咽口水的动作，一般每次按揉100～200次。也可以用皮肤针敲打丰隆穴，或者视情况而定用艾灸法。我们知道温热的刺激可以帮助化痰，所以也可以用艾灸法。

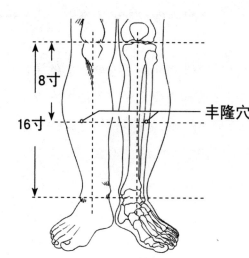

8寸

16寸

丰隆穴

外膝眼到外脚踝的距
离是16寸，丰隆穴就在两
者中点，距胫骨前嵴2中
指的地方。

图22-7　丰隆穴的位置

根据我的经验，这样的治疗一般做3～5次效果就很明显了，异物感会明显减轻或消失。

这里我跟大家分享我治过的一个病例，以坚定大家治好梅核气的信心。有一次，一个安徽的老太太到南京找我治病，经过询问病情，我认为她是典型的梅核气。我就给她用了天突、合谷、列缺、照海、丰隆几个穴位。治疗两次后，她就说："大夫，真是怪了，原来咳也咳不出来、吞也吞不进去的那个东西怎么好像没有了。"后来她还要我把用的几个穴位和方法写下来，说是以后万一再复发了，就请当地的针灸医生按照我治疗的方法帮忙用穴位治疗。

她临走时，我还告诉她一个只有一味药的单方，就是当梅核气发作的时候，可用沉香粉3～5克，用白开水冲服，每日1～2次。因为沉香能够芳香开窍、引气下行、降气利咽。

保咽小验方

患有慢性咽炎的人，平时一定要注意对咽喉的保护，可以常用润喉片或胖大海等利咽的中药泡水喝保护嗓子。

再为大家推荐一个比较简单的食疗小验方，也是我们平时能吃到、也比较喜欢吃的食品：酸梅20克左右、橄榄40克左右，水煎取汁，加点儿白糖，每日代茶饮。酸梅、橄榄能生津润喉，白糖也有清热作用，所以对慢性咽炎非常有效。

另外，咽部不好的患者还可常用中成药六神丸、银翘颗粒、板蓝根冲剂、银黄口服液、咽喉解毒丸、牛黄上清丸、牛黄解毒丸、双黄连口服液等。如果是小儿的话，可以根据年龄按药品说明书减量服用。

咽喉疼痛患者平时应该注意那些问题呢？首先，要注意口腔、咽部卫生，多喝温开水，常用盐水漱口；其次，饮食要清淡，且易于消化，忌吃肥甘厚味、坚硬干燥、油炸或烧烤食品，戒烟忌酒，避免辛辣刺激；还有平时要注意锻炼身体，提高机体抵抗力，预防感冒。

最后，祝愿广大读者们快乐保健，健康幸福！